精编急诊学心血管内科临床诊治

杨明启　编著

汕头大学出版社

图书在版编目（CIP）数据

精编急诊学心血管内科临床诊治 / 杨明启编著 . --
汕头 ：汕头大学出版社，2022.9
　ISBN 978-7-5658-4806-3

　Ⅰ . ①精… Ⅱ . ①杨… Ⅲ . ①心脏血管疾病－诊疗
Ⅳ . ① R54

　中国版本图书馆 CIP 数据核字（2022）第 177388 号

精编急诊学心血管内科临床诊治
JINGBIAN JIZHENXUE XINXUEGUAN NEIKE LINCHUANG ZHENZHI

编　　著：杨明启
责任编辑：郭　炜
责任技编：黄东生
封面设计：刘玉洁
出版发行：汕头大学出版社
　　　　　广东省汕头市大学路 243 号汕头大学校园内　邮政编码：515063
电　　话：0754-82904613
印　　刷：廊坊市海涛印刷有限公司
开　　本：710mm×1000mm　1/16
印　　张：11
字　　数：160 千字
版　　次：2022 年 9 月第 1 版
印　　次：2023 年 3 月第 1 次印刷
定　　价：128.00 元
ISBN 978-7-5658-4806-3

前　言

　　近年来，随着社会经济的快速发展、生活水平的提高、生活节奏的加快、生活压力的增大，心血管疾病已成为威胁人们生命健康的重要疾病。

　　随着我国医疗制度改革的不断深入，以及社会各界对心血管疾病的重视，大量人力与物力的投入，再加上先进的健康与疾病管理理念、机制与模式引进，我国心血管疾病诊治工作有了飞速的进步。为了加强临床医务人员对学科知识的系统了解和掌握，提高医疗质量，同时也为了满足考生需要，我们组织了从事临床工作多年的专家、学者，共同编写了这本心血管内科疾病诊治的书。本书涵盖了胸痛、心律失常、冠状动脉粥样硬化性心脏病、心力衰竭、原发性高血压等内容。本书依据最近国内外心血管疾病循证医学和相关指南与专家共识，不仅较全面地反映心血管病领域诊断与防治的新进展和理念，同时能将作者在临床实践中的点滴经验汇编入册，理论联系实际，紧贴临床，学以致用。本书内容全面，重点突出，将常见心血管病诊断与防治力求写深写透，有利于读者理解和掌握要点。

　　编写本书的初衷是希望能为在临床一线工作的心血管专科医师提供一本内容全面、查找方便，既介绍临床诊疗规程，又能反映当今先进技术的工具书。

　　本书编写者都是从事临床工作多年的有着丰富临床经验的临床医师，但限于水平和时间仓促，且医学发展日新月异，其中若有不足和疏漏之处，敬请同行专家及广大读者不吝指正。

目 录

第一章　胸　痛

胸痛是临床常见急诊症状之一，在发作性的疼痛中，胸痛排第 5 位，约占急诊总数的 5%。疼痛来源广泛，可能是胸部疾病，也可能是腹部脏器的疾病。由于疼痛的主观性，不同人胸痛的部位、性质、程度差异很大，尤其值得注意的是，胸痛的部位和严重程度与实际病情轻重并不完全成正相关，这大大地增加了接诊医师的诊疗难度。在临床急诊工作中，如果不能及时发现有潜在威胁的疾病，如急性心肌梗死、主动脉夹层或肺栓塞等，就可能导致严重后果。相反，对低危患者或是良性自限性疾病进行过度的检查和治疗，也是浪费。

一、分类

根据致病机制，主要分为以下 6 类。

（一）炎症

胸壁的炎性感染，如带状疱疹、肌炎、流行性胸痛、非化脓性肋软骨炎、肋间神经炎等。胸腔内脏器感染如胸膜炎、肺炎、心包炎、纵隔炎等。腹腔器官炎症如膈下脓肿、肝脓肿。

（二）胸部疾病

胸部器官缺血、心绞痛、急性心肌梗死、肥厚梗阻型心肌病、严重主动脉瓣狭窄或关闭不全；急性肺栓塞、肺梗死等。

（三）机械压迫、刺激和损伤

胸腔内肿瘤的压迫、纵隔原发性肿瘤的压迫或继发性肿瘤的压迫；主动脉瘤侵犯胸骨或主动脉夹层外膜的膨胀；肥厚性脊椎炎时增生骨质压迫脊神经后根；气管内异物的刺激、食管内异物的刺激、气胸和胸部外伤。

（四）化学刺激

腐蚀剂引起的食管炎，化学性和腐蚀性气体引起的气管炎、支气管炎，反流性食管炎等。

（五）自主神经功能紊乱

过度换气综合征、心脏神经症、贲门痉挛等。

（六）邻近器官的放射或牵涉

颈肋、前斜角肌病变引起的胸廓上口综合征，肩关节及其周围病变伴有胸痛，膈下病变如肝炎、肝癌、阿米巴肝脓肿、胆道疾病、脾曲综合征、脾梗死等可引起下胸疼痛、上腹部疼痛并向肩背部放射。

二、发病机制

胸部或邻近脏器的炎症、外伤、肿瘤、缺血、血管痉挛及其他理化因素造成的组织损伤，刺激肋间神经的感觉纤维、脊髓后根传入纤维、支配心脏及主动脉胸段的感觉纤维、支配气管与支气管及食管的迷走神经纤维或膈神经的感觉纤维等，均可以引起胸痛。致痛物质是组织损伤时释放的 K^+、H^+、5-羟色胺、缓激肽、P 物质和前列腺素等，这些化学物质作用于神经末梢的痛觉受体，就产生疼痛的感觉。此外，内脏器官的痛觉纤维进入脊髓后，与皮肤传来的感觉纤维共同聚合于同一脊髓神经元上行途径传导。因此，内脏痛觉冲动传入丘脑和大脑皮层后，除产生这一内脏的局部疼痛感觉之外，还可以出现相应体表的疼痛感觉，称为放射痛或牵涉痛。

三、临床特点

（一）胸痛的部位与放射

①胸壁及肩周疾病的疼痛常固定于病变部位且有明显压痛；②带状疱疹呈多数小水疱群，沿神经分布，不越过中线，有明显的痛感；③流行性胸痛时可出现胸、腹部肌肉剧烈疼痛，可向肩部、颈部放射。非化脓性肋软骨炎多侵犯第1、2肋软骨，患部隆起，疼痛剧烈，但皮肤多无红肿。

自发性气胸、急性肺炎、肺梗死常引起患侧的剧烈胸痛；胸膜炎所致的胸痛常在胸廓的下侧部或前部。ACS的疼痛常位于胸骨后或心前区，且放射到左肩和左上臂内侧。食管疾病、膈疝、纵隔肿瘤引起的疼痛也位于胸骨后。

膈肌病变所致的胸痛常在肋缘及斜方肌处有放射痛；肝胆疾病或膈下脓肿可引起右下胸痛，侵犯膈肌中央时疼痛向右肩部放射。

（二）胸痛的性质

各种胸痛的程度、性质差别较大。①肋间神经痛呈阵发性的灼痛或刺痛；②心绞痛或心肌梗死常呈压榨样痛并常合并有压迫感或窒息感；③主动脉夹层、气胸或血气胸在发病初期有撕裂样痛；④食管炎、膈疝常呈灼痛或灼热痛；⑤原发性肺癌、纵隔肿瘤可有胸部闷痛。

（三）影响胸痛的因素

①心绞痛常在用力、劳累或精神紧张时诱发，含服硝酸甘油可以缓解；②心肌梗死常呈持续性剧痛，即使含服硝酸甘油仍不缓解；③心脏神经症所致胸痛在运动后反而好转；④胸膜炎、自发性气胸、心包炎引起的胸痛常因咳嗽或深呼吸而加剧；⑤食管疾病引起的胸痛常于吞咽食物时发生或加剧。

（四）胸痛的伴随症状

①气管、支气管、胸膜疾病所致胸痛常伴有咳嗽；②气胸、胸膜炎所致胸痛常伴有呼吸困难；③肺炎所致胸痛常伴有发热；④肺结核、肺梗死、肺癌所致胸痛常伴有咯血。

心绞痛、心肌梗死伴有明显胸闷，下壁心肌梗死及腹部疾病常伴有恶心、呕吐、腹痛。食管疾病所致胸痛常伴有吞咽困难。

（五）其他有关病史

肺栓塞或肺梗死常有血液高凝、代谢障碍，以及心脏病或最近手术制动病史。急性食管炎有吞咽异物或腐蚀剂病史。青壮年胸痛多注意肌源性胸痛、肋软骨炎、胸膜炎、肺炎、肺结核等。中老年者则应多考虑心血管疾病、肿瘤侵及胸膜。神经痛、心脏神经症则以中青年女性多见。

四、诊断

引起胸痛的病因众多，其临床差别很大，在诊断胸痛时，必须详细询问胸痛的部位及放射、性质、时间、诱发和影响因素、伴发症状等，结合体格检查、实验室和特殊器械检查，加以综合分析和判断。其核心是胸痛的病因诊断和病情评估，首先区分一般性疾病与严重性疾病，其次区别胸痛起源于胸壁、胸腔内或腹腔内脏器病变，最后确认是什么具体疾病。

（一）病史

在病史的采集时应注意以下 5 个方面。①起病缓急，既往有无类似的胸痛发生；②胸痛的部位及放射、性质、持续时间；③诱发或加重因素，以及缓解方式；④伴随症状；⑤既往病史，特别是呼吸、循环及消化系统的相关病史。

（二）体格检查

体格检查时应注意以下 9 方面。①生命指征：如血压（四肢）、脉搏、呼吸、体温；②一般状况：如苍白、出汗、呼吸困难、发绀；③颈部：如颈静脉怒张、气管移位；④胸壁：如皮疹、局部压痛；⑤呼吸：如浊音、过清音呼吸音、啰音、支气管呼吸音、胸膜摩擦音；⑥心脏：如心浊音界大小、心率、心律、心音强弱、附加音、杂音、心包摩擦音；⑦周围血管征：如肝颈静脉回流征、毛细血管搏动征、水冲脉、交替脉、奇脉、主动脉枪击音；⑧腹部：如压痛、反跳痛、肌紧张、Murphy 征；⑨脊柱：如畸形、压痛、叩击痛。

（三）辅助检查

1.实验室检查

血常规是例行的常规检查。白细胞计数及分类的变化对诊断炎症有帮助。血清心肌酶增高、肌钙蛋白、血尿肌红蛋白增高对判断急性心肌梗死有价值。

2.细胞学检查

痰脱落细胞对肺癌有诊断价值，胸腔及心包穿刺液的细菌学及细胞学检查，对鉴别肿瘤与结核最有帮助。

3.心电图、超声心动图检查

心电图、超声心动图检查有助于心绞痛、急性心肌梗死、各种瓣膜病的鉴别、心房肿块、肥厚型心肌病和心包积液的诊断。

4. B 超检查

对肝脓肿、胸腔积液定位最有帮助。

5.X 线胸片或胸部 CT 检查

X 线胸片或胸部 CT 检查对肺部、纵隔、胸膜等具有诊断及鉴别诊断价值。CT 下肺动脉造影检查可显示主动脉瘤肺栓塞和心室壁瘤。

6. MRI

对脊柱旁、心脏后和纵隔内软组织分辨率更高。

7.心导管检查

选择性冠状动脉造影及其他心导管检查对诊断冠心病、先天性心脏病、心脏瓣膜病、心包疾病和心肌病等很有价值。

8.放射性核素扫描

放射性核素扫描有助于肺梗死、心肌梗死或局限性室壁瘤的诊断。

五、治疗

胸痛的最根本治疗是病因的治疗。

（一）胸壁病变所致的胸痛

1.胸壁外伤、软组织挫伤及感染

局部清创、镇痛、抗生素治疗。

2.带状疱疹

使用抗病毒药和 B 族维生素；对于疼痛目前大多采用神经阻滞治疗，也可用镇痛药缓解疼痛。局部保持清洁、干燥。

3.肋间神经痛

可给予肾上腺皮质激素、镇痛药及神经阻滞治疗。

4.肋软骨炎

一般只作对症治疗，全身或局部应用肾上腺皮质激素可以减轻症状。

5.流行性胸痛

适当给予镇痛药和镇静药。

6.骨肿瘤

多为恶性肿瘤侵犯肋软骨及神经所致，宜采用手术、化疗、放射治疗等联合治疗，同时积极止痛。

（二）胸腔脏器疾病所致的胸痛

1.呼吸系统疾病

（1）自发性气胸的胸痛：按照肺组织被压缩的程度，选择保守治疗或闭式引流治疗。保守治疗的主要措施是吸氧、抗感染、卧床休息。对张力性气胸则必须给予抽气和引流治疗。

（2）肺炎、胸膜炎的胸痛：主要是抗感染及对症治疗。结核性胸膜炎以抗结核化疗为主，必要时穿刺引流浆膜腔积液。

（3）肺栓塞：主要是溶栓抗凝、吸氧和对症治疗。

2.心血管系统疾病

急性心包炎以对原发病的病因治疗、解除心脏压塞和对症治疗为主。

3.纵隔疾病

急性纵隔炎以抗感染治疗为主，纵隔气肿排气减压，纵隔肿瘤应尽早手术，辅以化疗和（或）放疗。

4.食管疾病

反流性食管炎以促胃动力药、抑酸药治疗为主。

5.横膈疾病

膈下脓肿在积极抗感染的同时，尽早对脓肿穿刺或手术引流极为重要。

（三）腹部脏器疾病所致的胸痛

1.胆囊炎及胆石症

予以消炎利胆、解痉及对症治疗，病情较重或已出现并发症时，应尽早手术治疗。

2.急性胰腺炎

给予禁食、胃肠减压、抑制胰酶分泌、预防感染、维持水电解质和酸碱平衡、补充足够热能等治疗，必要时可考虑手术治疗。

3.脾梗死

溶栓抗凝和对症治疗。

第二章　心律失常

心律失常是指心脏激动的起源、频率、节律、传导速度和传导顺序的异常。心律失常按其发作时心率的快慢可分为缓慢型心律失常和快速型心律失常两大类。前者包括窦性心动过缓、窦性停搏、各种传导阻滞和逸搏，后者包括各种期前收缩，心动过速、扑动和颤动。缓慢型心律失常的机制多为自律性损害和传导障碍；快速型心律失常的机制包括心肌细胞自律性增高、折返及触发活动三种，其中以折返最为常见。不同类型心律失常，其危害性各不相同。如绝大多数无器质性心脏病患者的室性期前收缩，并不增加患者的死亡危险；而心室颤动则可导致患者猝死。临床实践中，门诊患者最常见的心律失常为室性期前收缩，住院患者最常见的心律失常为心房颤动。各型心脏疾病均可导致心律失常，但其他因素，如电解质紊乱、药物中毒、缺氧也是导致心律失常的常见原因。部分心律失常可见于健康人群。

一、病因和发生机制

（一）病因

1. 器质性心脏病

各种器质性心脏病均可引发心律失常，这也是心律失常发生的最常见病因。器质性心脏病导致的心律失常如心肌缺血、缺氧、炎症、损伤、坏死和瘢痕形成是产生相关心律失常的原因。

2. 可累及心脏的非心源性疾病

除了循环系统疾病以外，慢性阻塞性肺疾病、急性胰腺炎、急性胆道疾病、甲状腺疾病等都可能引起心律失常。其原因与心肌细胞的缺血、缺氧和心脏自主神经功能异常变化有关。

3. 电解质紊乱和酸碱平衡失调

各种原因引起的低钾血症、高钾血症等电解质紊乱和酸碱平衡失调均可导致心律失常。心肌细胞的膜电位异常导致的心肌自律性、兴奋性、传导性异常是其发生机制。

4.药物的毒性反应和副作用

所有的抗心律失常药都有致心律失常的作用，也是临床心律失常发生的常见原因之一。其他药物，如治疗心力衰竭的洋地黄类和其他非洋地黄类正性肌力药（多巴胺、多巴酚丁胺、氨力农及米力农等）、可引起 QT 间期延长的部分药物，如大环内酯类抗生素、部分抗精神病药、某些杀虫药（如酒石酸锑钾等）以及某些中药和抗肿瘤药（如阿柔比星等）都可能引起心律失常。

5.医源性心律失常

介入性心血管疾病诊疗操作时，由于导管对心肌的刺激可促发心律失常，尤其是在严重器质性心脏病者，过度的心肌机械刺激可能诱发严重的心律失常。急性心肌梗死的介入治疗或溶栓成功时，血管开通可促发再灌注心律失常。

6.物理和化学因素

中毒、中暑、电击伤（包括雷电）等物理因素、农药、蛇毒和有毒植物均可引起心律失常，严重者可导致患者死亡。

7.心脏本身的解剖结构异常或电传导异常

此类患者可能没有心脏器质性病变，但具有导致心律失常产生的具体结构或电传导异常。

8.健康人

大多数期前收缩均见于正常人。通过对正常成人的动态心电图（Holter）检查，几乎所有正常人或多或少都有期前收缩。另外，正常成人几乎都会出现窦性心动过速和窦性心动过缓两种情况，前者在紧张或活动后都可以发生，后者则在睡眠时出现。此类心律失常是人体为适应不同生理状况自我调节的结果，不会导致明显的血流动力学改变，也不会对人体产生危害。

（二）快速型心律失常的发生机制

1.折返

折返是心律失常发生的最常见机制。折返环有大有小，经典的大折返见于房室折返性心动过速、房室结折返性心动过速、典型心房扑动等。最小者名为微折返，常见于局灶病变。折返发生后，折返环任何部位的完全阻滞都会导致心动过速的终止，而折返的持续取决于折返环激动传导速度和折返环不应期是否匹配。

2.异位激动异常

心肌细胞在病变情况下可能出现异常自律性（即4位相自动去极化），当其自发频率变高并超过窦房结频率时，此异位激动即取代窦房结控制心脏的活动，从而产生期前收缩、异位心动过速等心律失常。

3.触发性激动异常

触发激动是由一次正常的动作电位所触发的后除极。当这种后除极发生在正常动作电位的2位相（缓慢复极期）或3位相（快速复极末期），称为早期后除极；发生在复极化完成以后的4位相（静息期），称为延迟后除极。在后除极所致的膜电位震荡达到阈电位时，即可触发一次新的动作电位，产生心律失常。

4.多种机制的综合

随着对心律失常机制研究的深入，现在已发现有些心律失常的机制为上述两种或两种以上机制的综合。如阵发性心房颤动时心房内可能有多个不断变化的折返，而这些折返环由肺静脉的局灶快速放电所驱动。该局灶可能是心肌自律性增高，也可能是微折返所致。

在心律失常射频消融操作中，为治疗上的方便，可将快速型心律失常分为局灶性心律失常和大折返性心律失常。对局灶性快速型心律失常行射频消融治疗时，不论其机制是微折返，还是自律性增高或后除极，只需找到心脏最早激动点并消融。大折返性心动过速，则需找到心动过速的折返路径，并寻找安全和易阻断的区域（峡部）进行消融。

（三）缓慢型心律失常的发生机制

1.心脏激动起源异常

窦房结自律性异常降低可产生窦性心动过缓、窦性停搏。

2.心脏激动传导异常

正常心脏激动自窦房结发出后，按一定顺序和速度传导。当传导中断时可产生缓慢型心律失常，如窦房传导阻滞和房室传导阻滞。

二、临床表现

心律失常的血流动力学改变的临床表现主要取决于心律失常的性质、类型，心功能及对血流动力学影响的程度，如轻度的窦性心动过缓，窦性心律不齐，偶发的房性期前收缩，一度房室传导阻滞等对血流动力学影响甚小，故无明显的临床表现；较严重的心律失常，如病态窦房结综合征、快速心房颤动、阵发性室上性心动过速、持续性室性心动过速等，可引起心悸、胸闷、头晕、低血压、出汗，严重者可出现晕厥、阿-斯综合征，甚至猝死。由于心律失常的类型不同，临床表现各异，主要有以下5种表现。

（一）冠状动脉供血不足的表现

各种心律失常均可引起冠状动脉血流量降低，各种心律失常虽然可以引起冠状动脉血流降低，但较少引起心肌缺血。然而，对有冠心病的患者，各种心律失常都可以诱发或加重心肌缺血，主要表现为心绞痛、气短、周围血管衰竭、急性心力衰竭、急性心肌梗死等。

（二）脑动脉供血不足的表现

不同的心律失常对脑血流量的影响也不同。脑血管正常者，上述血流动力学的障碍不会造成严重后果，倘若脑血管发生病变时，则足以导致脑供血不足，其表现为头晕、乏力、视物模糊、暂时性全盲，甚至失语、瘫痪、抽搐、昏迷等一过性或永久性的脑损害表现。

（三）肾动脉供血不足的表现

心律失常发生后，肾血流量也发生不同的减少，临床表现有少尿、蛋白尿、氮质血症等。

（四）肠系膜动脉供血不足的表现

快速心律失常时，血流量降低，肠系膜动脉痉挛，可产生胃肠道缺血的临床表现，如腹胀、腹痛、腹泻，甚至发生出血、溃疡或麻痹。

（五）心功能不全的表现

主要为咳嗽、呼吸困难、疲倦、乏力、水肿等。

三、辅助检查

单靠病史不能完全确定大多数患者心律失常的具体类型，必须通过心电图或其他方法诊断。心律失常的辅助检查有多种，常见的有普通心电图、动态心电图、食管调搏、心内电生理检查及安置事件记录仪等。

（一）普通心电图检查

患者心律失常发作时的心电图检查常有确诊价值，可以根据有无 P 波、P 波的形态、P 波和 QRS 波的关系，以及 QRS 波的形态来确定心律失常的种类。其中 P 波的形态及其与 QRS 波的关系在心律失常诊断中最为重要。尽管患者未发作心律失常时的心电图可能正常，但需注意以下问题。

1.并非所有患者未发作时的心电图都毫无价值

对常发生心动过速的心悸患者，心悸未发作间期心电图为预激综合征，患者心悸源于房室折返性心动过速可能性很大；而出现房室结双径路表现（P 波与 QRS 波比值为 1∶1，但 PR 间期长短不一），则窦房结折返性心动过速的可能性极大。另外，若心电图 V_1 导联出现 Epsilon 波，或出现 Brugada 综合征表现（V_1 导联出现假性右束支传导阻滞图形），则室性心动过速的可能性很大。

2. 未发作时心电图完全正常也可能有诊断意义

心动过速发作时其具体类型不易判断，则可以通过与未发作时心电图比较来帮助鉴别。如阵发性室上性心动过速中，房室折返性心动过速与窦房结折返性心动过速不易鉴别时，通过观察发作时心电图（与正常时对照）下壁导联与胸前导联是否多出 S 波或 R′ 波可帮助诊断。

（二）动态心电图检查

当心律失常为阵发性，且发作持续时间较短时，很难获得发作当时的心电图。此时，通过特殊装置连续数十小时记录则可能记录到发作时的心电图，并确定诊断，此即为动态心电图。此技术由 Holter 发明，故又名 Holter 检查。该方法通过特殊记录系统可连续记录 1～7 日的心电信息，通过计算机软件分析可快速查及异常心电信息，以便分析。需注意，Holter 的应用价值与心律失常的发作频率有关。对发作频率每天一次或数天一次的心律失常，Holter 记录可能有很大帮助。但若心律失常发作频率很低，其价值则明显减小。举例来说，如果患者心律失常为 6 个月左右发作 1 次。则 Holer 即便是记录 48 小时，其记录到心律失常的概率也仅为 1% 左右。

（三）心内电生理检查

通过血管穿刺技术，从静脉或动脉系统放置电极导管到心房或心室，通过程序电刺激技术、多部位同步记录电活动等多种方法以诊断心律失常。心内电生理检查在鉴别心动过速类型、确定房室阻滞部位及旁路定位中有相当的优势。目前，心内电生理检查是诊断价值最高的心律失常诊断技术。但是，仍有部分心律失常在电生理检查时无表现，或不能被诱发而无法诊断。有时，也可能诱发出与临床状况无关的心律失常而导致误诊。

（四）事件记录仪

对发作频率低（Holter 无法记录到），心内电生理检查也无明确结果的患者，可选择事件记录仪检查。事件记录仪有体表型和置入型两种。前者通过体表电极记录心电信号，并通过电话线及无线信号发送到医疗中心接收仪上并储存，后者则安置事件记录仪于皮下。置入型事件记录仪的有效期可长达一年或一年以上。在此期间发作的心律失常事件可被其记录，并可通过程控调看。置入型事件记录仪价格昂贵，为有创检查方法，不像埋藏式自动复律除颤器那样有治疗功能。因此，该技术一般不作为常规诊断方法，仅在心律失常的明确诊断对患者预后影响极大时方可考虑采用。

（五）食管调搏技术

通过放置食管电极，以短阵快速放电或程序电刺激技术，诱发和终止心动过速，以诊断或终止心动过速的电生理检查技术。食管部分节段位于左心房后方并紧靠左心房。此处放置电极可清楚记录左心房电活动，从而更容易确定房室结双径路和阵发性室上性心动过速，对心房扑动和房性心动过速，甚至室性心动过速（可观察房室是否分离）也有诊断意义。不过，放置食管调搏电极较烦琐，患者也有较大痛苦，部分患者不能耐受。现在心内电生理检查技术越来越成熟的情况下，采用该技术者已较少。

四、诊断

典型症状表现可以诊断心律失常，并可以明确是缓慢型心律失常，还是快速型心律失常。但除少数心律失常外，大多数心律失常的具体类型，只通过症状表现并不能明确诊断。例如，患者描述自觉心脏突然停跳了一下，或心搏突然剧烈地跳一次，此时可考虑期前收缩。但是，期前收缩的具体类型则无法诊断。再如患者描述心搏突然增快，不能忍受（有时会描述为心脏就像要跳出来一样），此时，心动过速诊断明确。但具体是房性心动过速、室上性心动过速，还是室性心动过速则无法确定。同样，患者由于心动过缓导致昏厥或黑蒙，可以通过问诊考虑心动过缓的诊断，但无法确定心动过缓的具体类型。对此类患者，需要在发作时行心电图检查方能确定诊断。

有一种情况需要注意：绝大多数心动过速，其心律一般整齐，如阵发性室上性心动过速、室性心动过速及大多数心房扑动和房性心动过速，而心房颤动在未合并房室传导阻滞或交界区心动过速时，其心律绝对不齐。由于心房颤动是临床中最常见的心律失常之一。因此，如果患者自述其心悸时表现为心率时快时慢，则心房颤动的可能性很大。

五、治疗

（一）祛除诱因

心律失常治疗消除各种能引起心律失常的因素，有心律失常者应避免吸烟、饮酒，不要饮浓茶和咖啡。如果心律失常是药物引起的，要停用该药物。

（二）治疗病因

治疗病因是根治心律失常的主要方法，病因治疗包括纠正心脏病理改变，调整异常病理生理功能（如冠状动脉狭窄、泵功能不全、自主神经张力改变等），如甲状腺功能亢进症患者引起的窦性心动过速，甲状腺功能恢复正常后窦性心动过速也就得到了矫正；冠心病心肌缺血介导的心律失常，解除了动脉的狭窄，心肌得到正常的血液灌注，心律失常就会随之消失；房室折返或房室结折返性心动过速，阻断了引起折返的多余通道，心动过速就会得以终止。

（三）针对心律失常的治疗

1. 药物治疗

药物治疗是心律失常的主要治疗方法。由于心律失常的复杂性，药物作用的方式和途径也不一样，一般药物的应用以口服为主，急性发作则采用静脉或气雾用药，外用药物应用较少。由于心律失常机制复杂而多样，许多因素还不很清楚，所以临床用药有一定难度，一般原则应根据心律失常的发生机制，选择作用针对性强、疗效明显而不良反应小的药物。药物治疗缓慢心律失常一般选用增强心肌自律性和（或）加速传导的药物，如拟交感神经药（异丙肾上腺素等），迷走神经抑制药物（阿托品）或碱化剂（克分子乳酸钠或碳酸氢钠）；治疗快速心律失常则选用减慢传导和延长不应期的药物，

15

如迷走神经兴奋剂（新斯的明，洋地黄制剂）；拟交感神经药间接兴奋迷走神经（甲氧明，去氧肾上腺素）或抗心律失常药。

2. 电学治疗

心律失常的电学治疗近年来发展很快，既有紧急情况下的电复律，也有根治心律失常的导管消融。

3. 机械治疗

比如刺激迷走神经，压迫眼球，刺激咽部等。

4. 手术治疗

手术治疗包括旁路或慢通道切断，长 QT 时的交感神经节切断，室性心动过速的手术治疗等。

反射性兴奋迷走神经的方法有压迫眼球，按摩颈动脉窦，捏鼻用力呼气和屏住气等。对严重而顽固的异位性快速心律失常，如反复发作的持续室性心动过速伴显著循环障碍，心源性猝死复苏存活者或预激综合征合并心室率极快的室上性快速心律失常患者，主张经临床电生理测试程序刺激诱发心律失常后，静脉或口服抗心律失常药，根据药物抑制诱发心律失常的作用，判断其疗效而制定治疗方案。

第一节　窦性心律失常

一、窦性心动过速与窦性心动过缓

（一）概述

1. 窦性心动过速

窦性心动过速即窦性心律频率在成人超过 100 次/分。慢性不适宜的窦性心动过速或慢性非阵发性窦性心动过速可见于正常人，可能由于窦房结自律性增高或窦房结邻近存在自律性心房起搏点，交感神经或迷走神经对窦房结自律性调节失控所致，也见于房室结心动过速射频消融术后，也可见于大量使用 β 受体激动剂及肾上腺素、去甲肾上腺素、阿托品等药物时。病理情况下，休克、发热、呼吸功能异常、外伤、心肌炎、急性心力衰竭发作时等可引起窦性心动过速。而在生理情况下，运动及精神高度紧张等，均可引起窦性心动过速。心电图特征：窦性 P 波，PR 间期长于 0.12 秒，窦性心动过速时 PP 间期短于 0.6 秒。

临床表现为心悸、伴或不伴呼吸急促。长时间心动过速可能影响血压，休克时血压低下，发热时伴有面色潮红、虚弱乏力等。有病理性因素时，同时伴有相应疾病的临床表现，如休克时尿量少，心力衰竭发作时可闻及肺部啰音及哮鸣音等。

2. 窦性心动过缓

窦性心动过缓指窦性心律频率低于 60 次/分。窦性心动过缓见于 10%～15% 的急性心肌梗死患者，主要为下壁心肌梗死的早期。溶栓治疗出现再灌注时，也可出现窦性心动过缓；可见于健康的成人，尤其是运动员、老年人和睡眠时。其他原因为颅内压增高、血钾过高、甲状腺功能减退、低温以及用洋地黄、β 受体阻滞剂、利血平、胍乙啶、甲基多巴等药物。在器质性心脏病中，窦性心动过缓可见。心电图特征：窦性 P 波，PR 间期长于 0.12 秒，窦性心动过缓时 PP 间期长于 1.0 秒。

（1）病因

心内因素：①迷走神经兴奋，大多通过神经（主要为迷走神经兴奋）、体液机制经心脏外神经而起作用，或是直接作用于窦房结而引起窦性心动过缓；②窦房结功能受损指由窦房结受损（如炎症、缺血、中毒或退行性变的损害等）而引起的窦性心动过缓，此外，可见于心肌受损，如心肌炎、心包炎、心肌硬化等，也可能为一过性的窦房结炎症、缺血及中毒性损害所致；③急性心肌梗死窦性心动过缓的发生率为 20%～40%，在急性心肌梗死发病早期发生率最高（特别是下壁梗死）。

心外因素：心外因素所致的窦性心动过缓，绝大多数伴有迷走神经亢进现象，是神经性的，心率不稳定。当自主神经张力改变时，如深呼吸、运动、注射阿托品等后常有心率的变化，P-R 间期可略有延长。

（2）临床表现：轻重不一，可呈间歇性发作。多以心率缓慢所致心、脑、肾等脏器血供不足症状为主。轻者乏力、头晕、记忆力差、反应迟钝等，严重者可有黑蒙、晕厥或阿-斯综合征发作。部分严重患者除可引起心悸外，还可加重原有心脏病症状，引起心力衰竭或心绞痛。心排血量过低严重影响肾等脏器灌注，还可导致少尿等。

（二）治疗方案

1. 窦性心动过速

无症状性窦性心动过速一般无须治疗，有症状者应进行病因治疗和去除病因，必要时在排除禁忌证的情况下可酌情使用β受体拮抗药和非二羟吡啶类钙通道阻滞剂，伊伐布雷定或镇静药等。症状明显的，还应考虑行窦房结消融。

2. 窦性心动过缓

（1）治疗原则

①窦性心动过缓，如心率不低于每分钟50次，无症状者，无须治疗；②如心率低于每分钟50次，且出现症状者可用提高心率药物（如阿托品、麻黄素、异丙肾上腺素、β受体激动剂等），或可考虑安装起搏器；③显著窦性心动过缓伴窦性停搏且出现晕厥者应安装永久人工心脏起搏器；④原发病治疗；⑤对症、支持治疗。

（2）一般治疗

①对窦性心动过缓者均应注意寻找病因，大多数窦性心动过缓无重要的临床意义，不必治疗。

②对器质性心脏病（尤其是急性心肌梗死）患者，由于心率很慢可使心排血量明显下降而影响心、脑、肾等重要脏器的血液供应，症状明显，此时应使用阿托品（注射或口服），甚至可用异丙肾上腺素静脉滴注，以提高心率；也可口服氨茶碱、沙丁胺醇、沙丁胺醇等药物。

③对窦房结功能受损所致的严重窦性心动过缓的患者，心率很慢、症状明显，甚至有晕厥发生、药物治疗效果欠佳者，需要安装永久性人工心脏起搏器，以防突然出现窦性停搏所致猝死。

④对器质心脏病伴发窦性心动过缓又合并窦性停搏或较持久反复发作窦房传导阻滞而又不出现逸搏心律、发生过晕厥或阿-斯综合征、药物治疗无效

者，应安装永久性人工心脏起搏器。

⑤由颅内压增高、药物、胆管阻塞等所致的窦性心动过缓应首先治疗病因，结合心率缓慢程度以及是否引起心排血量的减少等情况，适当采用提高心率的药物。

二、窦房传导阻滞

（一）概述

窦房传导阻滞简称窦房阻滞，是因窦房结周围组织病变，使窦房结发出激动传出到达心房的时间延长或不能传出，导致心房心室停搏。窦房传导阻滞可暂时出现，也可持续存在或反复发作。窦房传导阻滞患者常无症状，也可有轻度心悸、乏力感以及"漏跳"（长间歇），心脏听诊可发现心律不齐、心动过缓、"漏跳"。常见病因为冠心病、心肌病、心肌炎、家族性窦房结病、窦房结损伤（如房间隔缺损修补术中）、洋地黄和奎尼丁等药物不良反应及各种原因引起的迷走神经张力增高等。如果反复发作或长时间地阻滞，可发生连续心搏漏跳，而且无逸搏（心脏高位起搏点延迟或停止发放冲动时，低位起搏点代之发放冲动而激动心脏的现象）出现，则可出现头晕、晕厥、昏迷、阿-斯综合征等。另外，尚有原发病的临床表现。按阻滞的轻重程度可分为一度、二度和三度窦房传导阻滞，但由于体表心电图不能显示窦房结电位，故不能明确诊断一度和三度窦房传导阻滞。二度窦房传导阻滞可分为以下类型：①二度Ⅰ型窦房传导阻滞，其特点为一系列连续出现的P波中，PP间期依次逐渐缩短，直至发生一次P波脱漏，而出现长的PP间期，如此周而复始，其长PP间期是短PP间期的2倍；②二度Ⅱ型窦房传导阻滞的特点为一系列连续出现的P波中，多数PP间期相等，但间歇性发生P波脱漏，而出现长的PP间期，其长PP间期与短PP间期之间呈倍数关系。

本病主要依靠心电图来诊断。窦房传导阻滞可根据心电图特点分为一度、二度及三度窦房传导阻滞。一度窦房传导阻滞表现为窦房传导时间的延长，在体表心电图上难以诊断；二度窦房传导阻滞可根据病史、症状和心电图表现来确诊；三度窦房传导阻滞表现为窦性P波消失，与窦性停搏鉴别困难。

本病需要与以下疾病相鉴别。

1. 二度 I 型窦房传导阻滞与窦性心律不齐鉴别

（1）必须用文氏周期所计算出的窦性激动周期，用该周期对心电图各导联出现的类似文氏周期的 PP 间期所画出的梯形图结果大致符合诊断者，方能诊断此型窦房传导阻滞。

（2）文氏周期周而复始。

（3）窦性心律不齐时，PP 间期与呼吸周期有关，且呈逐渐缩短又逐渐延长的特点。而此型传导阻滞时 PP 间期变化有一定规律，呈逐渐缩短，最后出现一次接近 2 倍于短 PP 间期的长间期。

2. 二度 II 型窦房传导阻滞与二度 I 型窦房传导阻滞的鉴别

均可呈短的 PP 间期与长的 PP 间期交替出现，但二度 I 型 3:2 窦房传导阻滞的长 PP 间期小于短 PP 间期的 2 倍；而 3:2 的二度 II 型窦房传导阻滞时长的 PP 间期是短 PP 间期 2 倍的整倍数。

3. 二度 II 型窦房传导阻滞与窦性期前收缩二联律的鉴别

窦性期前收缩二联律时长 PP 间期不是短 PP 间期的 2 倍，而 3:2 的窦房传导阻滞二度 II 型长间歇的 PP 间期恰为窦性 PP 间期的 2 倍。

4. 二度 III 型窦房传导阻滞与窦性心律不齐的鉴别

不同点为二度 III 型窦房传导阻滞的 PP 间期突然缩短、突然延长，与呼吸周期无关。而窦性心律不齐时 PP 间期为逐渐缩短，逐渐延长，与呼吸周期有关，吸气时短，呼气时长。

5. 高度窦房传导阻滞与窦性停搏鉴别

窦性停搏一般无明显规律，长短 PP 间期不存在整倍数关系，并且在一份心电图中很少见停搏间期相等的窦性停搏。而在高度窦房传导阻滞时，不论阻滞的程度如何，长 PP 间期总是短 PP 间期的整倍数，并且，其长度相等的长 PP 间期可反复出现。而窦性停搏时往往低位节律点也被抑制，一般情况下，不易出现逸搏。但在高度窦房传导阻滞时，心脏停搏过久，常易出现房室交界性逸搏及逸搏心律或室性逸搏、室性逸搏心律。

6. 三度窦房传导阻滞与持久的窦性停搏的鉴别

三度窦房传导阻滞有时有房性逸搏心律或逸搏，窦性停搏多无房性逸搏或逸搏心律，是由于抑制窦房结的自律性的病理因素，同时抑制了心房异位起搏点。但是有房性逸搏心律者也不一定就是窦房传导阻滞，窦房传导阻滞者也不一定出现房性逸搏心律，此时鉴别是很困难的。在动态心电图或心电监护中，如果在长时间不见 P 波之前曾出现过短暂的或较久的窦性停搏，则可诊断为窦性停搏；如曾出现过一、二度窦房传导阻滞，则可诊断为三度窦房传导阻滞。

7. 三度窦房传导阻滞与窦室传导的鉴别

（1）窦房传导阻滞可有房性逸搏心律，后者则无。

（2）窦房传导阻滞多以房室交界性心律为基本心律，故 QRS 波群多为室上性，而后者多宽大畸形。

（3）后者常伴有高钾血症所致的高尖 T 波，而前者则无。

（4）如有血钾增高，或临床上可查知导致高血钾的疾病存在时，则常形成弥散性完全性房内阻滞引起窦室传导，而对窦房结的影响较少。

（二）治疗

（1）治疗窦房传导阻滞时，主要治疗原发病。

（2）对暂时出现又无症状者可进行密切观察，不需要特殊治疗，患者多可恢复正常。

（3）对频发、反复、持续发作或症状明显者，可口服或静脉注射、皮下注射阿托品。另外，可口服麻黄碱或异丙肾上腺素。

（4）严重病例可将异丙肾上腺素加于 5% 葡萄糖中缓慢静脉滴注。

（5）对发生晕厥、阿-斯综合征并且药物治疗无效者应及时植入人工心脏起搏器。

三、窦性静止

（一）概述

窦性静止指窦房结在一定的时间内丧失自律性，不能产生冲动而引起的心律失常，又称窦性停搏。可由冠心病、窦房结变性和颅内压增高等病变所致，也可由各种原因引起的迷走神经张力增高和某些药物（如洋地黄类药物、β受体阻滞剂等抗心律失常药、钾盐、乙酰胆碱）等所致。临床表现除相关病因症状外，过长时间的窦性停搏可令患者出现晕眩、黑蒙或短暂意识障碍，严重者甚至发生抽搐。多数窦性心动过缓，尤其是神经性因素（迷走神经张力增高）所致者心率在40~60次/分，由于血流动力学改变不大，所以可无症状。但当心率持续而显著减慢，心脏的每搏输出量又不能增大时，每分钟的心排血量即减少，冠状动脉、脑动脉及肾动脉的血流量减少，可表现气短、疲劳、头晕、胸闷等症状，严重时可出现晕厥，冠心病患者可出现心绞痛，这多见于器质性心脏病。心率持续而显著减慢还使室性异位节律易于产生，器质性心脏病患者，尤其是急性心肌梗死患者容易发生。心电图表现如下。①短暂性或持久性窦性停搏：窦房结一次或多次没有发生冲动，因此在心电图上出现一个长短不等的较长间歇，在此长间歇内不出现 P-QRS-T 波，长 P-P 间期不是基本窦性心律周期的整倍数。在同一心电图上，可出现一次或多次长 P-P 间歇，但彼此出现的长 P-P 间歇的长度可互不一致。短暂性窦性停搏多不出现逸搏，有时也可出现，多为房室交界区性逸搏；较久性窦性停搏常伴有一过性逸搏心律，多为房室交界区性逸搏心律。②持久性或永久性窦性停搏：在心电图上均见不到窦性 P 波，可见到继发的逸搏心律或过缓的逸搏心律，常伴有房室交界区性逸搏心律，室性逸搏心律、房性逸搏心律少见。持久性或永久性窦性停搏，甚至可致心脏停搏而死亡。③阵发性室上性心动过速、心房扑动、心房颤动等致窦性停搏：由于这些快速心率可导致超速抑制，故可引起窦性停搏，但其窦房结功能仅轻度降低，所以预后好，长 P-P 间期常大于 2 秒，快-慢综合征的转变过程中，也可见到不同程度的窦性停搏。

（二）治疗方案

1. 对症治疗

停搏时间较短时可无症状，时间较长时可发生昏厥，应及时抢救。治疗窦性停搏的原发病，同时输注提高心率的药物，对发作昏厥者可安装人工心脏起搏器。

2.应用异丙肾上腺素

异丙肾上腺素能提高窦房结的自律性,对抗高钾血症对窦房结的抑制作用。

四、病态窦房结综合征

（一）概述

病态窦房结综合征（SSS）简称病窦综合征。窦房结及其邻近组织病变引起窦房结起搏功能和（或）窦房传导障碍,从而产生多种心律失常和临床症状。大多于40岁以上出现症状。常见病因为心肌病、冠心病、心肌炎,也见于结缔组织病、代谢或浸润性疾病,不少病例病因不明。SSS病程发展大多缓慢,少数急性起病,见于急性心肌梗死和急性心肌炎。

临床表现轻重不一,可呈间歇发作性,多以心率缓慢所致脑、心、肾等脏器血供不足,尤其是脑供血不足症状为主。轻者乏力、头晕、目眩、失眠、记忆减退、反应迟钝或易激动等,严重者可有短暂黑蒙、近乎晕厥或阿-斯综合征发作。部分患者合并短阵室上型快速心律失常发作,又称慢-快综合征。心动过速突然中止后可有心搏骤停（伴或不伴晕厥）。严重心动过缓或心动过速除引起心悸外,还可加重原有心脏病症状,引起心力衰竭或心绞痛。心排量过低严重影响肾脏等脏器灌注,还可致少尿、消化不良。慢-快综合征还可能导致血管栓塞。

心电图特征包括窦房结功能障碍本身的心电图及继发于窦房结功能失常和逸搏心律,以及并发短阵快速心律失常和传导系统其他部位累及的心电图表现。①窦房传导阻滞和（或）窦性静止和（或）显著窦性心动过缓;②逸搏、短阵或持续逸搏心律,逸搏夺获二联律,游走心律;③伴随的房性快速心律失常,如频发房性期前收缩、阵发或反复发作短阵心房颤动、心房扑动或房性心动过速,与缓慢的窦性心律形成所谓慢-快综合征,快速心律失常自动停止后,窦性心律常于长达2秒以上的间歇后出现;④房室交接处起搏和（或）传导功能障碍,表现为延迟出现的房室交接处逸搏、过缓的房室交接处逸搏心律（逸搏周期>1.5秒）或房室传导阻滞,偶见合并束支传导阻滞。

（二）治疗

1. 病因治疗

首先应尽可能地明确病因，如冠状动脉明显狭窄者可行经皮穿刺冠状动脉腔内成形术，应用硝酸甘油等改善冠脉供血。心肌炎则可用能量合剂、大剂量维生素 C 静脉滴注或静脉注射，必要时可使用糖皮质激素。

2. 药物治疗

对不伴快速性心律失常的患者，可试用阿托品、麻黄素或异丙肾上腺素以提高心率。烟酰胺 600～1000mg 溶于 10%葡萄糖液 250～500mL 中静脉滴注，每日 1 次，避免使用减慢心率的药物，如 β 受体阻滞剂及钙拮通道阻滞等。

3. 安装按需型人工心脏起搏器

最好选用心房起搏（AAI）及频率应答式起搏器，在此基础上用抗心律失常药控制快速性心律失常。

对于窦房结综合征进行药物治疗常较困难，因为：①治疗快速性心律失常的药物如洋地黄、奎尼丁、普鲁卡因胺及 β 受体阻滞剂等常可诱发过缓的心律失常，反之，治疗缓慢性心律失常的药物如异丙肾上腺素或麻黄素等，常可诱发快速心律失常，包括快速室性心律失常；②治疗缓慢性心律失常的药物如异丙肾上腺素及阿托品等，常缺乏长期治疗作用；③各种抗心律失常药常有明显和不能耐受的不良反应，故在药物治疗中要把握时机及控制剂量。

第二节　房性心律失常

一、房性期前收缩

（一）概述

起源于心房的期前收缩称为房性期前收缩，简称房早。房早可见于健康人，尤其是健康老年人，也可由心内外疾病引起，如风湿性心脏病、二尖瓣病变、冠心病、高血压、甲亢和低钾血症等。临床表现除病因相关表现外，主要症状为心悸、心脏"停跳"感，期前收缩次数过多时自觉"心搏很乱"，可有胸闷、心前区不适、头晕、乏力、脉搏有间歇等。也有无症状者。可能因期前收缩持续时间较久，患者已适应。此外，期前收缩的症状与患者的精神状态有密切关系，不少患者的很多症状是由于对期前收缩不正确地理解和恐惧、焦虑等情绪所致。心电图特点为如下。①房性期前收缩的 P 波提前发生，与窦性 P 波形态各异。如发生在舒张早期，适逢房室结尚未脱离前次搏动的不应期，可产生传导中断（称为阻滞的或未下传的房性期前收缩）或缓慢传导（下传的 PR 间期延长）现象；②发生很早的房性期前收缩的 P 波可重叠于前面的 T 波之上，且不能下传心室，故无 QRS 波发生，易误认为窦性停搏或窦房传导阻滞；③应仔细检查 T 波形态是否异常加以识别。房室性期前收缩使窦房结提前发生除极，因而包括期前收缩在内前后两个窦性 P 波的间期，窦性 PP 间期比其长两倍，称为不完全性代偿间歇；④若房性期前收缩发生较晚，或窦房结周围组织的不应期长，窦房结的节律未被扰乱，期前收缩前后 PP 间期恰为窦性 PP 间期的两倍，称为完全性代偿间歇；⑤房性期前收缩发生不完全性代偿间歇居多。房性期前收缩下传的 QRS 波群形态通常正常，有时也可出现宽阔畸形的 QRS 波群，称为室内差异性传导。

（二）治疗方案

无器质性心脏病者一般无须治疗，症状显著者可使用 β 受体拮抗剂、Ⅰc 类抗心律失常药等；伴有器质性心脏病的房早患者，随着病因治疗和病情缓解后，房早多能减少或消失，不主张长期用抗心律失常药；对房早可诱发室上性心动过速或心房颤动者，可选用 β 受体拮抗剂、Ⅰc 类抗心律失常药、莫雷西嗪或维拉帕米等。

二、房性心动过速

（一）概述

房性心动过速（CAAT）简称为房性心动过速。根据发生机制及心电图表现的不同，可分成自律性房性心动过速、折返性房性心动过速和紊乱性房性心动过速三种。大多数伴有房室传导阻滞的阵发性心动过速因自律性增高引起，心肌梗死、慢性肺部疾病、大量饮酒以及各种代谢障碍均可为致病原因。

房性心动过速也称慢性房性心动过速（CAT）、持久性房性心动过速或无休止性房性心动过速，是一种特殊类型的心动过速。根据这类心动过速有无窦性心搏的间歇出现，可分为两个亚型：①慢性持续（久）性房性心动过速（也称持续性无休止性房性心动过速），心动过速长期存在，可持续数月至数十年，从幼年到成人均可发病；②慢性反复性房性心动过速也称反复性无休止性房性心动过速，短阵房性心动过速反复持续发作，短阵房性心动过速之间常被1个（少数为2~3个）窦性心搏所分隔，较少伴有房室传导阻滞。这两种类型有时很难区别。因为持续性房性心动过速用洋地黄治疗后可转变为反复性房性心动过速，两型之间也可互相转变。国外报告慢性房性心动过速绝大多数见于儿童和20岁以下的青少年。

1. 临床表现

（1）自律性房性心动过速：①心动过速的P波形态和心房激动顺序不同于窦性心律；②心房刺激不能诱发、拖带和终止心动过速，但（不总是）可被超速起搏所抑制；③心动过速发作与终止时可出现温醒与冷却现象，异常自律性房性心动过速；④房内传导或房室结传导延缓，甚至房室结传导阻滞不影响心动过速的存在；⑤刺激迷走神经和静脉注射腺苷不能终止心动过速。

（2）折返性房性心动过速：①心动过速的P波形态和心房激动顺序不同于窦性心律；②心房程序刺激和分级刺激能诱发和终止心动过速；③出现房室结传导阻滞不影响心动过速的存在；④部分心动过速能被刺激迷走神经和静脉注射腺苷所终止；⑤心房心内膜标测及起搏可判断折返环的部位、激动方向与顺序。

（3）触发活动引起房性心动过速：①心动过速的P波形态和心房激动顺序不同于窦性心律；②心房程序刺激和分级刺激能诱发心动过速，且不依赖房内传导和房室结传导的延缓；③起搏周长、期前刺激的配对间期直接与房性心动过速开始的间期和心动过速开始的周长有关，具有刺激周长依赖的特点；④心动过速发生前，单相动作电位上有明显的延迟后除极波；⑤心房刺激能终止或超速抑制心动过速；⑥部分心动过速能被刺激迷走神经和静脉注射腺苷所终止。

2. 诊断

局灶性房性心动过速心电图表现包括：①心房率通常为 150～250 次/分；②P 波形态与窦性者不同，在 Ⅱ、Ⅲ、aVF 导联通常直立；③常出现 Ⅱ 度 Ⅰ 型或 Ⅱ 型房室传导阻滞，呈现 2∶1 房室传导者也属常见；④P 波之间的等电位线仍存在（与心房扑动时等电位线消失不同）；⑤刺激迷走神经不能终止心动过速，仅加重房室传导阻滞。标准 12 导联心电图上 Ⅵ、aVL 及下壁导联上 P 波形态有助于初步判断房性心动过速的起源点，精确定位要靠心内电生理检查。

折返性房性心动过速心电图显示 P 波与窦性者形态不同，PR 间期通常延长。心脏电生理检查心房程序电刺激能诱发与终止心动过速；心动过速开始前必先发生房内传导延缓；刺激迷走神经通常不能终止心动过速发作，但可产生房室传导阻滞；窦房结周折返性心动过速的主要临床特点为突发突止和长 PR 间期。

多源性房性心动过速通常有 3 种或 3 种以上形态各异的 P 波，PR 间期各不相同；心房率为 100～130 次/分；大多数 P 波能下传心室，但部分 P 波因过早发生而受阻，心室率不规则；与心房颤动交替出现。

（二）治疗

1. 自律性房性心动过速

（1）洋地黄引起者：①立即停用洋地黄；②如血清钾不升高，首选氯化钾口服或静脉滴注，同时进行心电图监测，以避免出现高血钾；③已有高血钾者，可选用普萘洛尔、苯妥英、普鲁卡因胺与奎尼丁。心室率不快者，仅需停用洋地黄。

（2）非洋地黄引起者：①口服或静脉注射洋地黄；②如未能转复窦性心律，可应用奎尼丁、丙吡胺、普鲁卡因胺、普罗帕酮或胺碘酮。

2. 折返性房性心动过速

（1）治疗目的在于终止心动过速或控制心室率可选用：①食管心房调搏；

②药物治疗。

（2）对血流动力学不稳定者：可采用直流电复律，刺激迷走神经的方法通常无效。

（3）对反复发作的心房内折返性心动过速（IART）：长期口服药物治疗的目的是减少发作或使发作时心室率不致过快，以减轻症状。

（4）对合并病态窦房结综合征或房室传导功能障碍者：若必须长期用药，需安置心脏起搏器。

（5）用射频导管消融术是治疗房性心动过速的安全有效的方法，成功率在90%以上。多数成功靶点位于心房后或间隔部，尤其是在近瓣环的间隔部。

3.紊乱性房性心动过速

紊乱性房性心动过速也称多源性房性心动过速，常见于慢性阻塞性肺病、充血性心力衰竭、洋地黄中毒、低血钾。

（1）心电图：①三种以上P波，PR间期各不同；②心房率为100～130次/分；③多数P波能下传心室，部分P波过早而受阻，心室律不规则。

（2）治疗针对原发病：维拉帕米和胺碘酮可能有效；补钾补镁可抑制发作。

三、心房扑动和心房颤动

（一）概述

心房扑动和心房颤动在病因和发病机制上密切相关，有时可相同。

心房颤动是成人最常见的心律失常之一，远较心房扑动多见，心房扑动和心房颤动均可呈阵发或持久发作，前者可反复短阵发作，后者则持续发作不止，阵发性心房颤动通常不足7日（大多<24小时），可自行复律。持续性心房颤动长于7日、不能自行终止者，可药物或电复律，也可复发。持续性心房颤动长于1年难以复律或复律后难以维持窦性心律。阵发性心房扑动或心房颤动长期反复发作，大多最终演变为持久性心房颤动。

心房扑动和心房颤动的症状与基础心脏病情况、心室率快慢和心房收缩对心室充盈量的影响程度有关。部分患者可无症状，通常发作时有心悸感，伴原有病情加重，如气促、心前区疼痛、运动耐量减低，甚至发生心力衰竭、肺水肿等。心房扑动时心室率可随房室传导比例变化而成倍改变，如静卧、颈动脉窦按摩常使心室率成倍下降，而运动剧烈或情绪激动则可使心室率成倍增高。心房扑动大多不稳定，趋向于转为窦性心律或心房颤动。持续数月或数年者少见。心房扑动时的心房有协调地收缩，栓塞事件发生率较心房颤动低。少数心房颤动患者以栓塞并发症或晕厥为首发症状，晕厥仅见于病态窦房结综合征、慢-快综合征，心室流出道梗阻或肥厚型心肌病患者并发心房颤动时。心房颤动时，心室率大多较快，心音强弱不等，节律完全不规则；心室率快时，脉搏短绌（脉率慢于心率）明显。

心房扑动的心电图显示 P 波不见，代之以连续的（其间无等电位线）形状规则、大小一致的锯齿样波（心房扑动波 F），频率为 250~350 次/分，心室率大多为心房率的一半，即每分钟 150 次左右。心房颤动的心电图示 P 波消失，代之以形态不同、大小不等的不规则细小波形（颤动波 f），频率为 350~600 次/分，心室节律绝对不规则。

（1）临床表现：心房扑动有不稳定的倾向，可恢复为窦性心律或进展为心房颤动，有时可持续数日，甚至数年。心房扑动时心房收缩仍然存在，栓塞发生率较心房颤动为低。按摩颈动脉窦能减慢心房扑动的心室率，停止按摩后又恢复至原先心室率水平。偶尔在按摩颈动脉窦后心房扑动可转复为窦性心律。患者运动、增加交感神经张力或降低迷走神经张力的方法，可改善房室传导，使心房扑动心室率明显增加。

患者的症状和体征取决于原有的基础心脏病以及心房扑动时心室率的快慢。心房扑动的心室率不快者，患者可无症状。心房扑动伴有极快的心室率，可伴有心悸、胸闷、头晕、黑蒙，甚至晕厥，还可诱发心绞痛和充血性心力衰竭。

体格检查可见快速的颈静脉扑动。当房室传导比率发生变化时，第一心音强度也随之变化。有时能听到心房音。

（2）心电图特点：心房活动呈现规律的锯齿状扑动波，扑动波之间等电位线消失，在 II、III、aVF、V₁ 导联最为明显。典型心房扑动的心房率通常在 250~350 次/分；心室率规则或不规则，取决于房室传导比率是否恒定。通常心房率为 300 次/分，未经药物治疗时，心室率通常为 150 次/分（2：1 房室传导）。心室率明显缓慢（未用药时）则提示房室传导异常。使用Ⅰ、Ⅱ和Ⅲ类抗心律失常药可使心房率减慢至 200 次/分以下，房室传导比率可恢复 1：1，导致心室率显著增快。儿童、预激综合征以及甲状腺功能亢进等并发心房扑动，房室传导比率为 1：1，可产生 300 次/分以上的心室率。不规则的心室率为房室传导比率不固定所致，常为 2：1 与 4：1 交替下传。

（二）治疗

应针对基础疾病进行治疗，大约 60% 的心房扑动是发生在一些疾病的急性期如肺部疾病加重，心肺手术后或急性心肌梗死。如果患者能从疾病急性期中康复，且心房扑动已转复为窦性心律，则针对心房扑动的慢性治疗并非必要。

急性期心房扑动最有效的方法是直流电同步复律。通常应用较低的电能（50J）便能迅速有效地将 95%～100% 的心房扑动转复为窦性心律。如果电复律引起心房颤动，可用较高的能量再次电复律，一般情况下可恢复为窦性心律。如果电复律无效或有反指征，如服用大量洋地黄以后，用食管或右心房导管以快于心房扑动频率做心房起搏，此法能使大多数典型心房扑动转复为窦性心律或心室率较慢的心房颤动，从而改善临床症状。

维拉帕米起始剂量为 5～10mg，静脉注射，继以 5μg/（kg·min）的速率静脉滴注或地尔硫草 0.25mg/kg 静脉滴注，能有效减慢心房扑动的心室率。钙通道阻滞剂可使新发生的心房扑动转复为窦性心律，但不易终止慢性心房扑动。超短效的β受体阻滞剂艾司洛尔 200μg/（kg·min）的剂量，也可用于减慢心房扑动的心室率。

若上述的治疗方法无效，可单独试用洋地黄类药物（如地高辛、毛花苷 C）减慢心室率，但常需较大剂量才能达到目的。用药后，心房扑动通常先转变为心房颤动，停药后再恢复窦性心律。偶尔可不转变为心房颤动而直接转复为窦性心律。若单独应用洋地黄类药物未能奏效，联合应用钙通道阻滞剂或β受体阻滞剂可有效控制心室率。静脉使用胺碘酮对减慢心房扑动的心室率与洋地黄同样有效，且起效较洋地黄为快，但其效果不及非二氢吡啶类钙通道阻滞剂和β受体阻滞剂。

如果心房扑动持续存在，可试用Ⅰa类、Ⅱ类和Ⅲ类药转复心房扑动并预防复发。但应先以洋地黄、钙通道阻滞剂或β受体阻滞剂减慢心室率，否则，由于Ⅰ类抗心律失常药的抗胆碱作用以及减慢扑动波的频率而使房室传导加快，反而导致心室率加快。静脉注射伊布利特可使38%～76%的心房扑动转为窦性心律，平均转律的时间为30分钟，其效果优于普鲁卡因胺、索他洛尔和Ⅰ类抗心律失常药，但可出现持续多形性室性心动过速（1.2%～1.7%）和非持续性室性心动过速（1.8%～6.7%），故不应用于有严重器质性心脏病、Q-T间期延长或窦房结功能障碍的患者。静脉注射氟卡尼和普罗帕酮使心房扑动转为窦性心律的成功率分别为13%和40%，而胺碘酮转律效果较差，一般不用于急性期心房扑动的转律。多非利特也可作为心房扑动转律的首选药物，肌酐清除率小于2.0mL/min，低钾和低镁血症以及Q-T间期延长是其应用的禁忌证。

口服多非利特0.5mg，每日2次，随访近一年，可使心房扑动患者维持窦性心律达73%，也可用胺碘酮（200mg/d）、索他洛尔和Ⅰ类药物预防心房扑动复发。需要强调的是，Ⅰ类抗心律失常药治疗心房扑动时必须与β受体阻滞剂或钙通道阻滞剂合用，原因是Ⅰ类抗心律失常药可减慢心房扑动频率，并引起1∶1房室传导。如心房扑动患者合并冠心病、充血性心力衰竭等严重的心脏病变时，应用Ⅰ类抗心律失常药容易导致严重室性心律失常，应予以重视，此时，以选用胺碘酮较为适宜。如心房扑动持续存在Ⅰ类和Ⅲ类抗心律失常药均不应继续应用，治疗目标只是减慢心室率，保持血流动力学稳定。

最初人们认为，在心房扑动复律过程中发生血栓栓塞的危险性可忽略不计。但观察显示，栓塞发生率为1.7%～7.0%。未充分抗凝的心房扑动患者电复律后栓塞的危险性为2.2%，而在心房颤动组则为5.0%～7.0%。因此有关心房颤动的抗凝治疗指南也适用于预防心房扑动的血栓栓塞并发症。

经导管射频消融可根治峡部依赖性心房扑动，消融后峡部传导的双向阻滞使心房扑动根治的成功率达90%～100%，应作为第一线的治疗方法。有些心房颤动患者用Ⅱ类抗心律失常药和胺碘酮治疗，心房颤动会转为典型心房扑动，也可选用导管消融峡部，使心房颤动的复发率明显降低。非峡部依赖性心房扑动的导管消融较峡部依赖性心房扑动困难，需要三维标测系统才能定位其折返环的关键部位，其成功率明显低于峡部依赖性心房扑动，故非峡部依赖性心房扑动仅在药物治疗无效的情况下可考虑导管消融治疗。

四、心房颤动

（一）概述

心房颤动简称房颤，是临床上最常见的持续性心律失常，成年人群中心房颤动的发生率为1%～2%。心房颤动的发生率随着年龄增大而增加，40～50岁时为0.5%，80岁时为5%～15%，男性发生率高于女性。心房颤动可增加患者的病死率，增加脑卒中和其他血栓栓塞事件的发生率，以及心力衰竭的发生率和住院率。心房颤动降低患者的生活质量和活动耐量，加重左心室功能障碍。

1. 主要原因

心房颤动的发作呈阵发性或持续性。阵发性心房颤动可见于正常人，在情绪激动、手术后、运动或急性酒精中毒时发生。心脏与肺部疾病患者发生急性缺氧、高碳酸血症、代谢紊乱或血流动力学紊乱时也可出现心房颤动。持续性心房颤动常见于风湿性心脏病、冠心病、原发性高血压、甲状腺功能亢进症、心肌病、缩窄性心包炎、感染性心内膜炎、心力衰竭以及慢性阻塞性肺疾病等患者。对于某些易感人群，自主神经系统通过迷走或交感神经张力的增加可触发心房颤动，称为神经源性心房颤动。

2. 分类

临床上，根据发作方式和持续时间将心房颤动分为5类：首次确诊的心房颤动、阵发性心房颤动、持续性心房颤动、长程持续性心房颤动和永久性心房颤动。

3. 诊断

（1）临床表现：心房颤动症状与心室率、潜在功能状态、心房颤动持续时间以及个体感觉有关。多数心房颤动患者有心悸、胸痛、呼吸困难、乏力或头晕。心房钠尿肽的释放可致多尿。心房颤动可引起心动过速性心肌病。

晕厥虽不常见，但病情严重，通常提示有窦房结功能障碍、主动脉瓣狭窄、梗阻性肥厚型心肌病、脑血管疾病。心室率慢时，患者可无症状。心房颤动时，心房有效收缩消失，心排血量减少达 25% 及以上。

心房颤动有较高的发生体循环栓塞的危险。栓子因血流淤滞而出现在左心房或左心房心耳部，血栓形成于左心房心耳部较多。非瓣膜性心房颤动是最常见的与脑梗死有关的心脏病，非瓣膜性心房颤动患者其脑卒中的危险性较无心房颤动者高 5～7 倍，而瓣膜性心房颤动患者的栓塞率更高，为非心房颤动患者的 17.6 倍。随着年龄增长，心力衰竭、冠心病、高血压等危险因素对脑卒中发生率的影响越来越弱，而心房颤动的影响力则持续增加，到 80～90 岁，心房颤动成为影响脑卒中发病率的唯一的独立危险因素。20%～25% 的缺血性脑卒中是心源性栓子所致。

心房颤动时心脏听诊第一心音强弱不等，心律绝对不齐，心室率快时可发生脉搏短绌，原因是许多心室搏动过弱以致未能开启主动脉瓣，或因动脉血压波太小，未能传导至外周动脉，颈静脉搏动 a 波消失。

一旦心房颤动患者的心律变得规则，应考虑它可能转变为窦性心律、房性心动过速、房室传导比例固定的心房扑动或发生了房室交界区性心动过速或室性心动过速。如心室率变为慢而规则（30～60 次/分），提示可能出现完全房室传导阻滞。心电图检查有助于确立诊断。心房颤动患者并发房室交界区性与室性心动过速或完全性房室传导阻滞，其最常见原因为洋地黄中毒。

（2）心电图特点：正常 P 波消失，心房除极混乱，呈小而规则的基线波动，形态与振幅均变化不定，称为 f 波，频率为 350～600 次/分，如 r 波细小，可经食管或置入右心房内电极进行记录；心室律绝对不规则，心房颤动未经药物治疗、房室传导正常者，心室率通常在 100～160 次/分，儿茶酚胺、发热、运动、甲状腺功能亢进症等均可缩短房室结不应期，使室率加速相反，洋地黄、钙通道阻滞剂或 β 受体阻滞剂可延长房室结不应期，使室率减慢；QRS 波群一般不增宽，当心室率过快，发生室内差异性传导，QRS 波群增宽变形。心房颤动伴有完全性房室传导阻滞时，心室律变为慢而规则，在颤动波很细的导联上可误诊为房室交界性逸搏心律。

判别心房颤动时畸形 QRS 波是室内差异传导还是室性期前收缩较为困

难，下列几点可做参考，但都有一些例外，只有全面分析，才能使诊断更准确。有时两者可以同时存在。①长的前周期后出现提早的畸形 QRS 波常为差异传导，但具有"二联律法则"的室性期前收缩也总在长前周期后发生。②配对间期固定的畸形 QRS 波常为室性期前收缩，但室性期前收缩配对间期不等者也不少见，故配对间期不固定者不能排除室性期前收缩。③70%的差异传导在 V₁ 导联中呈右束支阻滞型，而室性期前收缩者仅 6%，故可作为诊断参考，但对左束支阻滞型则无意义。④右束支阻滞型差异传导的起始向量常与正常心搏相同，而室性期前收缩仅 4%相同。⑤室性期前收缩后常有较长的类代偿间期，而差异传导后无长间期趋势。但室性期前收缩后有时也可无长间期。⑥QRS 波间期大于 0.14 秒，室性期前收缩的可能性大。⑦心室率缓慢的心房颤动中出现十分早的 QRS 波，常提示室性期前收缩。⑧畸形 QRS 波与以往室性期前收缩形态相同，则证实为室性期前收缩。⑨平均心室率的 R/S 小于 1；呈左束支传导阻滞型，但 V₁ 导联 R 波大于 30 毫秒，R 峰至 S 谷时间大于 60 毫秒；存在异常 Q 波，而窦性时无。患者有二尖瓣狭窄、心房颤动和心力衰竭，用洋地黄后心律变为规则，心室率约 42 次/分，室内差异传导的可能性大，尤其是在未用洋地黄前。⑩QRS 波形态有以下特征者多是室性期前收缩：额面最大向量位于右上方；V₁ 导联呈单相或双相，R 波高于 R′；V₁ 导联形态与 V₆ 导联相似；V₁～V₆ 导联均以负向为主，V₁ 和 Ⅰ 导联均为 QS 型；QS 波在 V₆ 导联最深；畸形 QRS 波不像左或右束支传导阻滞形态，或呈右束支传导阻滞型。

（二）治疗

心房颤动的主要治疗目标是减轻症状和预防严重并发症，尤其是对于初发心房颤动的患者，这两个治疗目标同等重要。预防心房颤动并发症的主要方法包括抗栓、控制心室率，以及基础疾病的治疗。上述治疗可以减轻患者的症状，但完全消除症状，还需转复为窦性心律，包括心脏电复律、抗心律失常药物转复或心房颤动射频消融。

1. 抗栓治疗

心房颤动患者发生脑卒中的危险性是正常人的 5 倍，约有 20%～30%的脑卒中由心房颤动引起，而且一些"不明原因"的脑卒中是由于"隐匿性心房颤动"造成的。心房颤动相关的缺血性脑卒中通常是致命的，与其他原因造成的脑卒中相比，心房颤动所致脑卒中的致残率和复发率均较高，死亡风险加倍，而且医疗费用也明显增加。阵发性心房颤动与持续性心房颤动或永久性心房颤动患者发生脑卒中的风险是相同的。故当心房颤动治疗目标已进入降低病死率、改善预后的新时代，防治心房颤动患者血栓栓塞并发症必然成为首位重要的治疗策略。

（1）心房颤动的抗栓治疗选择：除了低危患者（孤立性心房颤动，年龄<65 岁）或有禁忌证的患者外，所有心房颤动患者均应抗栓治疗。基于血栓栓塞和出血的风险及获益，进行个体化抗栓治疗。根据 CHA2DS2-VASc 评分系统选择抗栓治疗策略。CHADS-VASc 评分大于 1 分的患者，均推荐口服抗凝血药治疗；评分为 0 分，不推荐抗栓治疗。年龄<65 岁的女性孤立性心房颤动患者（因为性别，CHA2DS2-VASc 评分为 1 分）也属于低危患者，无须抗栓治疗。不同类型的心房颤动抗栓治疗策略是相同的。目前应用于心房颤动患者的抗血栓药包括抗凝血药和抗血小板药。经典的抗凝血药是维生素 K 拮抗剂华法林，口服抗血小板药有阿司匹林和氯吡格雷。普通肝素或低分子肝素为静脉或皮下用药，一般用于停用华法林期间或华法林开始治疗前的短期替代抗凝治疗。华法林预防栓塞事件效果远优于阿司匹林和（或）氯吡格雷。采用华法林抗凝治疗，应根据凝血酶原时间国际标准化比值（INR）调整剂量，一般要求 INR 控制在 2.0～3.0（目标 2.5），出血率最低而抗栓效果最好。植入机械瓣的心房颤动患者，根据瓣膜类型和位置制订抗凝强度，二尖瓣置换后 INR 至少为 3.0，主动脉瓣置换后 INR 至少为 2.5。口服华法林抗凝，初始给药从低剂量（如 1.5～3.0mg/d）开始，如初始剂量治疗 LNR 不达标时，按照 1.0～1.5mg/d 的幅度逐渐递增并连续监测 INR，直至达到目标值。INR 的监测频度应视患者具体情况而定。治疗初期，INR 检测至少每 3～5 日 1 次，当 INR 达到目标值、华法林剂量相对固定后，每 4 周检测 1 次即可。如患者在接受华法林治疗过程中应用了可能影响华法林作用的药物或发生其他影响华法林作用的疾病，则应增加检测频度，并视情况对华法林剂量作出调整。华法林过量或引起出血并发症，则需停用华法林，必要时肌内注

射或静脉给予维生素 K，甚至输注凝血因子。但华法林抗凝治疗存在局限性，包括治疗窗狭窄、多变以及不可预测的药代动力学和药效动力学，抗凝作用易受多种食物和药物的影响，需频繁抗凝监测和调整剂量，起效缓慢，停药后作用维持时间长，故限制了其广泛使用。

新型抗凝血药可特异性阻断凝血瀑布中某一般关键环节，在保证抗凝疗效的同时而出血风险较低。其代表药物包括直接凝血酶抑制剂达比加群以及 X a 因子抑制剂。新型口服抗凝血药具有以下特点：①可以口服；②与食物和其他药物的相互作用小；③可预期的剂量效应；④快速起效；⑤不需要常规监测抗凝强度；⑥治疗窗较宽等，故更便于患者长期治疗。

达比加群酯是一种前体药物，在体内迅速转换为有活性的直接凝血酶抑制剂达比加群，转换过程不通过肝细胞色素 P450 途径，减少了与其他药物和食物的相互作用。达比加群主要经肾排泄，其半衰期为 12～17 小时。有研究显示，达比加群酯 150mg 每日 2 次降低脑卒中和体循环栓塞的效果优于华法林，且严重出血风险并未增加；达比加群酯 110mg 每日 2 次降低脑卒中和体循环栓塞的效果不劣于华法林，使严重出血的风险下降。直接 X a 因子抑制剂包括利伐沙班、阿哌沙班等，临床试验证实其预防非瓣膜性心房颤动患者脑卒中和体循环栓塞的效果不劣于或优于华法林，但严重出血的风险未增加或降低。故新型口服抗凝血药达比加群、利伐沙班和阿哌沙班已被推荐为非瓣膜性心房颤动患者预防血栓栓塞药物，但人工瓣膜或严重的瓣膜病患者，中度肾功能损害，或严重的肝疾病（基本凝血功能受损）患者除外。

对于瓣膜性心房颤动，应选择华法林抗凝。对于非瓣膜性心房颤动患者，新型口服抗凝血药较华法林更为有效、安全和方便。当口服抗凝血药适用时，由于华法林的不良反应或不能耐受、抗凝强度难以调整到治疗窗，或者无法监测国际标准化比值（International normalized ratio，INR），导致无法使用经剂量调整的华法林（INR2～3）的患者，则可选择使用新型口服抗凝血药，如直接凝血酶抑制剂（达比加群）或 X a 因子抑制剂（如利伐沙班、阿哌沙班）。当口服抗凝血药适用时，基于大多数非瓣膜性心房颤动患者的临床应用，推荐给予新型口服抗凝血药，其优于经剂量调整的华法林（INR2～3）。

对拒绝任何口服抗凝血药（华法林或新型口服抗凝血药）治疗的患者，应考虑给予阿司匹林 75～100mg/d 加氯吡格雷 75mg/d 的联合治疗（出血风险较低时），或疗效更差的阿司匹林 75～325mg/d 治疗。当从华法林转换为新型口服抗凝血药治疗时 INR 应小于 2.0。

当使用达比加群时，对于大多数患者，推荐使用 150mg 每日 2 次而非 110mg 每日 2 次。在下列情况下选用后一剂量：老年患者（>80 岁）；合并使用具有相互作用的药物（如维拉帕米）；出血风险大（HAS-BLED 评分>3 分）、中度肾功能损害（肌酐清除率在 30～49mL/min）。当使用利伐沙班时，对于大多数患者，推荐使用 20mg 每日 1 次而非 15mg 每日 1 次，在下列情况下选用后一剂量：出血风险大（HAS-BLED 评分>3 分），中度肾功能损害（肌酐清除率在 30～49mL/min）。在美国上市的达比加群的剂量为 150mg 每日 2 次和 75mg 每日 2 次，后一剂量可用于严重肾功能不全（肌酐清除率在 15～30mL/min）的患者。

新型口服抗凝血药引起出血并发症，需观察患者血流动力学状态，行基础的凝血试验评估抗凝效果（如服用达比加群的患者检测 APTT，服用利伐沙班的患者检测 PT 或抗 X a 因子活性）以及评价肾功能；轻度出血，推迟下一次给药的时间或停药观察；中重度出血，需行支持治疗，机械压迫止血、补液、输血，对刚服用达比加群的患者还可口服药用炭（活性炭）；致命性的出血，可输注重组的活化Ⅳ因子或凝血酶原复合物，对达比加群治疗患者，还可采用口服药用炭治疗或血液透析治疗。

（2）出血风险：在开始抗栓治疗（包括华法林、新型口服抗凝血药和抗血小板药）之前，应评价患者的出血风险。抗血小板治疗（阿司匹林和氯吡格雷联合应用或单独使用阿司匹林，尤其是老年患者使用时）发生大出血的风险与口服抗凝血药相似。HAS-BLED 评分应作为衡量出血风险的量表，评分>3 分提示患者出血风险高，开始抗栓治疗（无论是口服抗凝血药或抗血小板药物）前，即告知患者可能有出血的风险，并进行规律随访。应处理可纠正的出血风险因素，如高血压、INR 波动、合用药物（阿司匹林，非固体抗炎药）以及嗜酒等。HAS-BLED 评分应用于识别可纠正的出血风险因素，而不应仅根据该评分结果拒绝抗凝治疗。

2. 心室率控制

（1）急性期心室率控制：心室率过快和节律不整齐可引起相关临床症状和血流动力学改变。心房颤动伴快速心室率患者早期应首选控制心室率。对病情稳定的心房颤动患者，可口服β受体阻滞剂或非二氢吡啶类钙通道阻滞剂。对症状较重的患者，可静脉推注维拉帕米或美托洛尔，以迅速减慢房室结传导。急性期心室率控制目标为80～100次/分。对心房颤动伴心力衰竭或低血压的患者，建议静脉应用洋地黄或胺碘酮控制心室率。心力衰竭与低血压忌用β受体阻滞剂与维拉帕米。预激综合征合并心房颤动禁用β受体阻滞剂、非二氢吡啶类钙通道阻滞剂、洋地黄和腺苷，应静脉注射普鲁卡因胺、普罗帕酮或胺碘酮，若无效或症状加重，应立即电复律。如心房颤动患者发作开始时已呈急性心力衰竭或明显血压下降等表现，宜紧急施行电复律。心房颤动伴缓慢心室率可应用阿托品（0.5～2mg 静脉推注），许多有心动过缓症状者应行急诊电复律和（或）急诊临时起搏治疗。

（2）长期心室率控制

①药物控制心室率：心房颤动时心室率的快慢主要取决于房室结的传导性和不应期，以及交感和副交感神经张力的影响。临床常用的药物是β受体阻滞剂、非二氢吡啶类钙通道阻滞剂以及洋地黄，可单用或联合应用。除心力衰竭患者外，所有非永久性心房颤动患者可选择决奈达隆控制心室率。胺碘酮适用于其他药物控制心室率无效或有禁忌的患者。在心力衰竭患者，β受体阻滞剂联合洋地黄治疗是有益的。洋地黄不能单独用于控制阵发性心房颤动患者的心室率。

对于无症状或可耐受症状的心房颤动患者，可采用宽松的心室率控制，即静息心率＜110 次/分。若采用宽松的心室率控制不能缓解患者症状或出现心动过速性心肌病时，则应采用严格的心室率控制标准，即静息心率＜80 次/分以及中度运动时心室率＜110 次/分。达到严格的心率控制标准后，应进行24 小时的动态心电图监测以评估心脏停搏和心动过缓的情况。预激综合征合并心房颤动时，首选控制心率的药物是普罗帕酮或胺碘酮。控制心室率的药物的选择取决于患者的年龄、基础心脏病以及治疗标准。对虽经严格心率控制仍有症状的患者，应考虑转复为窦性心律。

②房室结消融与改良：房室结射频消融术是一种姑息但不可逆的方法。对于联合用药控制心率不理想以及药物和（或）左心房导管消融行节律控制失败的患者，可选择房室结消融。房室结消融可提高上述患者的生活质量，并降低其病死率至总人群病死率水平。术后发生完全性房室传导阻滞，需要安置永久性起搏器。心脏的起搏治疗取决于心房颤动的类型（阵发性、持续性或永久性），基础心脏病及其严重程度，左心室射血分数，心力衰竭的严重程度等。如果左心室功能正常，则植入单腔 VVI（电极导线放置在右室心尖部，电极置于心室）或双腔 DDD 起搏器（具有心房、心室感知，心房、心室起搏功能，为房室顺序起搏）；若患者合并左心室功能不全（NYHA 心功能Ⅱ～Ⅳ级），LVEF＜35%，房室结消融后可考虑行心脏再同步化治疗。房室结改良是经导管消融部分损伤房室结传导功能而不造成完全性阻滞，可减慢心室率和心房颤动相关的症状，但消融终点很难确定，而术后不置入起搏器的方式已很少应用。

3. 心律控制

窦性节律的恢复及维持有助于缓解症状、预防栓塞并减少心动过速性心肌病的发生。

（1）复律的指征和方法

①复律的基础：复律前需充分地估计复律的必要性、成功率、复发的可能性以及治疗可能出现的危险性。复律的必要性要根据心房颤动引起的临床症状来决定。心房颤动持续时间长、左心房明显扩大、基础病因不能消除的患者复律成功率低，也容易复发。此外，复律还可导致血栓栓塞，并发其他心律失常的危险。

②复律的方法：复律方法有药物复律和电复律。

当心房颤动导致急性心力衰竭、低血压、心绞痛恶化、心室率难以控制（尤其是心房颤动经房室旁道下传引起快速心室率）时，应立即复律，主要采用电复律。如无紧急复律指征，则可先控制心室率，待症状消失后再考虑去除病因并复律。

初发心房颤动大部分在 24～48 小时内可自动转复为窦性心律，因此对无器质性心脏病且症状轻的患者，仅予休息和镇静，不必急于复律。

心房颤动持续 7 日以内，尤其是持续时间小于 48 小时的患者，药物复律非常有效。超过 7 日，电复律治疗优于药物复律，但需使用镇静药或麻醉药。

心房颤动持续越长，复律成功率越低。无论药物复律还是电复律，都有发生血栓栓塞或脑卒中的危险，两者均需抗凝治疗。

③心房颤动的药物或直流电复律的指征：一是有快速心室率的阵发性心房颤动患者，当心电图诊断心肌梗死或伴有低血压、心绞痛、心力衰竭症状时，药物处理不能马上奏效的，立即电复律；二是虽无血流动力学不稳定，但患者不能耐受心房颤动的症状，复律治疗；三是对初次发现的心房颤动以药物或电复律的方法促使其转为窦性心律；四是对不太可能早期复发的持续性心房颤动患者行药物复律或电复律；五是对心房颤动成功复律后未行抗心律失常药治疗而复发的患者，再次复律治疗后预防性用药。

（2）药物复律

目前，用于心房颤动复律的常用药物包括多非利特、氟卡尼、伊布利特、普罗帕酮、胺碘酮。由于严重不良反应，目前已很少使用奎尼丁和普鲁卡因胺转复心房颤动。洋地黄类药物、维拉帕米、索他洛尔、美托洛尔和其他 β 受体阻滞剂对转复新近发生的心房颤动无效。伴严重器质性心脏病的患者，心房颤动的转复只能选择胺碘酮；无器质性心脏病的患者，心房颤动的转复可首选多非利特、伊布利特、氟卡尼或普罗帕酮，次选胺碘酮；伴器质性心脏病，无明显左心室肥厚（＞1.4cm）或心力衰竭的患者，心房颤动的转复可选择伊布利特；不伴有明显左心室肥厚（＞1.4cm）的器质性心脏病患者，心房颤动的转复则可选择多非利特。

（3）直流电体外复律：直流电体外复律可使 65%～90% 的心房颤动患者恢复窦律，前后位复律成功率高于前侧位。单相波直流电复律应用 200J 作为起始能量，约 75% 的患者可复律，如复律失败，可用 300～360J 再次复律。电复律必须与 R 波同步。与单相波直流电除颤器相比，双相波体外直流电除颤器需要的能量更小，转复效果更好，故双相波直流电除颤器应为首选。近年来，心内低能量（＜20J）电转复心房颤动的技术应用于临床。该技术不需要全身麻醉，采用双相脉冲波和两个表面积较大的电极（电极分别放置于右心房和冠状静脉窦或左肺动脉内），可使各种心房颤动，包括体外电复律失败和并发于心内电生理检查或射频消融术的心房颤动得以复律，成功率为 70%～89%。

对于置入心脏起搏器和除颤器的患者伴有心房颤动，除颤电极板应至少远离起搏器电池 8cm 以上，推荐前后位放置电极板，并优先选择双相波复律。对于起搏依赖的患者，在电复律前应增加起搏输出电压，并且应密切监护。在心脏复律后起搏装置应当重新评估和程控，以确保其功能正常。

电复律前预先给予药物治疗能提高复律成功率，防止早期复发，对电复律失败以及即刻或近期复发者，电复律前尤应预先给予药物治疗，药物可选择胺碘酮、氟卡尼、伊布利特、普罗帕酮等。

（4）窦性节律的维持

①应用抗心律失常药维持窦律：心房颤动是一种慢性疾病，无论是阵发性还是持续性，无论以何种方法转复为窦性心律，大多数患者都可能复发，因此，通常需要服用抗心律失常药来维持窦性节律。常用于维持窦律的药物包括氟卡尼、普罗帕酮、索他洛尔、胺碘酮和多非利特。奎尼丁由于其延长 Q-T 间期并能诱发尖端扭转型室性心动过速，近年临床已很少应用。除迷走性心房颤动外，很少应用丙吡胺。决奈达隆是一种新型抗心律失常药，尤其是专用于治疗心房颤动，在欧美国家已开始应用。与安慰剂或未治疗相比，应用抗心律失常药可使维持窦律的概率翻倍。而胺碘酮优于Ⅰ类抗心律失常药、索他洛尔和决奈达隆。

一是合并器质性心脏病的心房颤动患者：对于心血管疾病的不同病理生理基质（左心室肥厚、心肌缺血和心力衰竭），其均有避免应用的特殊药物。氟卡尼和普罗帕酮均有明确的副作用，并与其致心律失常作用和（或）负性肌力相关。索他洛尔可延长 Q-T 间期，对于左心室明显肥厚以及心力衰竭的易感者，可诱发尖端扭转型室性心动过速，但冠心病患者应用索他洛尔较为安全。对于合并心力衰竭的患者，仅胺碘酮或多非利特可以应用。决奈达隆应用于冠心病、高血压心脏病患者是安全的。NYHA 心功能Ⅲ～Ⅶ级、近期心力衰竭不稳定的患者均不能应用决奈达隆，NYHA 心功能Ⅰ～Ⅱ级的心力衰竭患者也应尽量避免使用决奈达隆。

二是合并左心室肥厚的患者：索他洛尔、氟卡尼和普罗帕酮致心律失常发生率可能增加，尤其是对于合并显著左心室肥厚（左心室壁厚度>1.4cm）的患者。可首选决奈达隆，次选胺碘酮。

三是合并冠心病的患者：不应选用氟卡尼或普罗帕酮治疗。多非利特、决奈达隆或索他洛尔应作为一线药物。由于胺碘酮的心外不良反应，仅作为最后选择的药物。

②心房颤动导管消融：射频导管消融术是目前令人鼓舞的一种治疗方法。部分心房颤动患者，导管消融的目的在于根治心房颤动，长期随访结果显示，导管消融维持窦律的效果优于抗心律失常药。荟萃分析显示，平均随访14个月，导管消融成功率为71%，而抗心律失常药仅52%。经导管射频消融治疗心房颤动的术式包括节段性肺静脉电隔离、三维标测系统指导下环肺静脉电隔离、心房复杂碎裂电位消融、神经节丛消融、逐级消融。虽然有诸多术式存在，但心房颤动导管消融策略主要以肺静脉和（或）肺静脉前庭作为消融靶区域并达到完全电隔离是心房颤动消融的基石，此外还包括非肺静脉消融靶点如局灶性房性心动过速、心房扑动、室上性心动过速等的消融。肺静脉电隔离是阵发性心房颤动的主要消融终点，但对于持续性心房颤动，则需要在肺静脉电隔离基础上的复合消融才能有较高的成功率，而复合消融的策略还有待进一步的探索和优化。导管消融通常适用于至少一种Ⅰ类或Ⅲ类抗心律失常药治疗无效或不能耐受，且无器质性心脏病的症状性阵发性心房颤动患者。对于合并轻微或无器质性心脏病的持续性或长程持续性心房颤动患者，抗心律失常药无效时，也可考虑导管消融，但对这类患者，准备消融前，应确定抗心律失常药治疗无效，强化消融和多次消融是必要的。合并器质性心脏病的症状性心房颤动、阵发性心房颤动和持续性心房颤动患者，导管消融成功率较低，当用不良反应较小的抗心律失常药治疗无效时，是否改用胺碘酮或导管消融治疗，应对每个患者进行具体详细的评估，如患者的年龄、器质性心脏病的类型和严重程度、左心房大小、合并疾病以及患者的选择等综合考虑。导管消融的可能并发症有血栓栓塞、肺静脉狭窄、心脏穿孔、心脏压塞、膈神经麻痹、急性冠状动脉损伤、术后房性心动过速以及心房食管瘘等。

③外科手术和外科消融："切割和缝合"技术用于隔离肺静脉，并延伸至二尖瓣环、左右心耳，以及冠状静脉窦，即为迷宫手术。迷宫手术成功率高，术后随访15年，75%～95%的患者无心房颤动发作。对二尖瓣疾病患者，单纯的瓣膜手术并不能降低心房颤动的复发或脑卒中，但同时行迷宫术则使

其预后与窦性心律患者相近，并且对恢复有效的左心房收缩功能也有良好的效果。迷宫术的术式较复杂，且有死亡和发生严重并发症的风险，因而目前已很少应用。手术隔离肺静脉可有效恢复合并二尖瓣疾病的持续性心房颤动患者的窦性心律。对拟行心脏外科手术的心房颤动患者，可考虑心房颤动外科直视下消融。

微创心脏外科消融是近年国际上发展迅速的外科治疗技术，具有创伤小、技术复杂性低、操作精准而快速、疗效高等特点。目前微创外科消融主要包括胸腔镜辅助下的微创心外膜消融手术、Wolf微创迷宫消融手术等。微创外科消融的适应证主要是至少一种Ⅰ类或Ⅲ类抗心律失常药治疗无效或不能耐受的症状性阵发性或持续性心房颤动患者，以及导管消融后心房颤动复发的患者。与导管消融相比，外科消融可轻松达到肺静脉完全电隔离，并造成透壁损伤，同时也可进行左心耳切除，其成功率高于导管消融。

④心房颤动的起搏治疗：目前临床用于预防心房颤动的起搏程序主要有5种：一是以略高于自身心房的频率持续心房超速抑制；二是预防短-长周期现象；三是房性期前收缩后超速抑制；四是恢复窦性心律后超速抑制；五是预防运动后频率骤降。起搏预防心房颤动迄今为止尚未将其作为预防心房颤动的首选方法，但因心动过缓安置起搏器的患者，心房起搏器起搏时心房颤动和脑卒中的发生率低于心室起搏器起搏，双腔起搏器起搏可通过程控A-V间期尽量减少心室的起搏，否则心房颤动的发生率也会增高。对于慢-快综合征患者，可安置带有预防心房颤动起搏程序的双腔起搏器，并且应根据起搏器存储的资料，分析心房颤动患者发作的特点、心房颤动负荷以及持续时间等信息，进行个体化程控以减少心房颤动的发作。

4. 基础疾病的上游治疗

针对基础疾病的上游治疗可预防或延缓与高血压、心功能不全或炎症（如心脏外科手术后）相关的心肌重构。因此，可能阻止新发心房颤动（一级预防）或一旦发生心房颤动，减少其发作频率以及延缓其进展为持续性心房颤动（二级预防）。心房颤动的上游治疗通常包括血管紧张素转换酶抑制剂（ACEI）、血管紧张素受体阻滞药（ARB）、醛固酮受体拮抗剂、他汀类药物及ω-3多链不饱和脂肪酸。

ACEI 及 ARB 适用于心力衰竭、左心室射血分数降低患者以及高血压患者，特别是合并左心室肥厚患者新发心房颤动的预防。他汀类药物适用于冠状动脉搭桥术，合并或不合并瓣膜置换的患者以及器质性心脏病，特别是心力衰竭患者新发心房颤动的预防。无心血管疾病的患者，不建议应用 ACEI、ARB 和他汀类药物作为上游治疗，进行心房颤动的一级预防。

抗心律失常药与 ACEI 及 ARB 合用可降低心房颤动的反复发作。无明显器质性心脏病的阵发性心房颤动或行电复律的持续性心房颤动患者，若有其他适应证（如高血压），ACEI 或 ARB 可用于预防心房颤动复发。

5. 特殊人群的心房颤动治疗

（1）妊娠伴发心房颤动：既往无心房颤动和无基础心脏病的妇女在妊娠时极少发生心房颤动。但既往有心房颤动发作的患者，52%的患者在妊娠期间会再次发生心房颤动。虽然妊娠患者发生心房颤动时，若不伴先天性心脏病或瓣膜性心脏病，患者对心房颤动的耐受性尚好，但在妊娠期间出现心律失常的患者，其胎儿并发症较多。直流电复律可安全用于妊娠各阶段心房颤动的复律，无论心房颤动的持续对孕妇或婴儿是否危险性很高，当心房颤动导致血流动力学不稳定时，建议直流电复律。血流动力学稳定且心脏结构正常的孕妇，如必须复律，而电复律不适合时，可静脉应用氟卡尼或伊布利特终止新发的心房颤动。伴有心房颤动且血栓栓塞高危的孕妇，整个妊娠期间应接受抗凝治疗，应根据妊娠的不同阶段，选择抗凝血药（肝素或华法林）。妊娠前 3 个月和最后 1 个月，建议皮下注射低分子量肝素，也可用肝素替代治疗，但需使部分凝血活酶时间延长至正常的 1.5 倍。妊娠的 4～6 个月至产前 1 个月，建议口服华法林抗凝。如果需要控制心室率，可应用 β 受体阻滞剂或非二氢吡啶类钙通道阻滞剂。在妊娠前 3 个月，应用 β 受体阻滞剂需权衡对胎儿的不良反应。当应用 β 受体阻滞剂或非二氢吡啶类钙通道阻滞剂有禁忌时，可考虑应用洋地黄制剂。

（2）外科手术后心房颤动：心脏外科手术后，心房颤动极为常见。术后发生心房颤动的高峰期为术后第 2～4 日。心脏外科手术患者，如无禁忌，建议至少在术前一周开始口服 β 受体阻滞剂至手术当日以预防术后心房颤动。术后发生心房颤动高危的患者，术前可预防性应用胺碘酮。血流动力学正常的心房颤动患者，可采用控制心室率的治疗，若血流动力学不稳定的术后心房颤动患者，则应施行电复律。索他洛尔可用于预防心脏外科术后心房颤动，但有致心律失常的风险。皮质激素可减少心脏外科术后心房颤动的发生率，但也存在一定风险。

第三章　冠状动脉粥样硬化性心脏病

第一节　稳定型心绞痛

一、概述

心绞痛是由于暂时性心肌缺血引起的以胸痛为主要特征的临床综合征，是冠状动脉粥样硬化性心脏病（冠心病）的最常见表现。通常见于冠状动脉至少一支主要分支管腔直径狭窄在50%以上的患者，当应激时，冠状动脉血流不能满足心肌代谢的需要，导致心肌缺血而引起心绞痛发作，休息或含服硝酸甘油可缓解。稳定型心绞痛（stable angina pectoris，SAP）是指心绞痛发作的程度、频度、性质及诱发因素在数周内无显著变化。心绞痛也可发生在瓣膜病（尤其是主动脉瓣病变）、肥厚型心肌病和未控制的高血压及甲状腺功能亢进症、严重贫血等患者。冠状动脉"正常"者也可由于冠状动脉痉挛或内皮功能障碍等原因发生心绞痛。某些非心脏性疾病如食道、胸壁或肺部疾病也可引起类似心绞痛的症状，临床上需注意鉴别。

二、病因和发病机制

稳定型心绞痛是一种以胸、下颌、肩、背或臂的不适感为特征的临床综合征，其典型表现为劳累、情绪波动或应激后发作，休息或服用硝酸甘油后可缓解。有些不典型的稳定型心绞痛以上腹部不适感为临床表现。威廉·赫伯登（William Heberden）在1772年首次提出"心绞痛的概念"，描述为与运动有关的胸区压抑感和焦虑，不过那时还不清楚它的病因和病理机制。现在我们知道它由心肌缺血引起。心肌缺血最常见的原因是粥样硬化性冠状动脉疾病，其他原因还包括肥厚型或扩张型心肌病、动脉硬化及其他较少见的心脏疾病。

心肌供氧和需氧的不平衡产生了心肌缺血。心肌氧供取决于动脉氧饱和度、心肌氧扩散度和冠脉血流，而冠脉血流又取决于冠脉管腔横断面积和冠脉微血管的调节。管腔横断面积和微血管都受到管壁内粥样硬化斑块的影响，从而因运动时心率增快、心肌收缩增强及管壁紧张度增加导致心肌需氧增加，最终引起氧的供需不平衡。心肌缺血引起交感激活，产生心肌耗氧增加、冠状动脉收缩等一系列效应从而进一步加重缺血。缺血持续加重，导致心脏代谢紊乱、血流重分配、区域性以至整体性舒张和收缩功能障碍，心电图改变，最终引起心绞痛。缺血心肌释放的腺苷能激活心脏神经末梢的 A_1 受体，是导致心绞痛（胸痛）的主要中介。

对大多数患者来说，稳定型心绞痛的病理因素是动脉粥样硬化、冠脉狭窄。正常血管床能自我调节，如在运动时冠脉血流增加为平时的5～6倍。动脉粥样硬化斑块减少了血管腔横断面积，使得运动时冠脉血管床自我调节的能力下降，从而产生不同程度的缺血。若管腔径减少大于50%，当运动或应激时，冠脉血流不能满足心脏代谢需要从而导致心肌缺血。内皮功能受损也是心绞痛的病因之一。心肌桥是心绞痛的罕见病因。

用血管内超声（IVUS）观察稳定型心绞痛患者的冠状动脉斑块。发现1/3的患者至少有1个斑块破裂，6%的患者有多个斑块破裂，合并糖尿病的患者更易发生斑块破裂。临床上应重视稳定型心绞痛的治疗，防止其发展为急性冠脉综合征。

三、诊断

胸痛患者应根据年龄、性别、心血管危险因素、疼痛的特点来估计冠心病的可能性，并依据病史、体格检查、相关的无创检查及有创检查结果做出诊断及分层危险的评价。

（一）病史及体格检查

1. 病史

详尽的病史是诊断心绞痛的基石。在大多数病例中，可以通过病史就能得出心绞痛的诊断。

（1）部位：典型的心绞痛部位是在胸骨后或左前胸，范围常不局限，可以放射到颈部、咽部、颌部、上腹部、肩背部、左臂及左手指侧，也可以放射至其他部位。心绞痛还可以发生在胸部以外，如上腹部、咽部、颈部等。每次心绞痛发作部位往往是相似的。

（2）性质：疼痛常呈紧缩感、绞榨感、压迫感、烧灼感，胸闷或有窒息感、沉重感，有的患者只主诉为胸部不适，主观感觉个体差异较大，但一般不会是针刺样疼痛，有的表现为乏力、气短。

（3）持续时间：呈阵发性发作，持续数分钟，一般不会超过 10min，也不会转瞬即逝或持续数小时。

（4）诱发因素及缓解方式：慢性稳定型心绞痛的发作与劳动或情绪激动有关，如走快路、爬坡时诱发，停下休息即可缓解，多发生在劳动当时而不是之后。舌下含服硝酸甘油可在 2～5min 内迅速缓解症状。

2. 体格检查

稳定型心绞痛体检常无明显异常，心绞痛发作时可有心率增快、血压升高、焦虑、出汗，有时可闻及第四心音、第三心音或奔马律，或出现心尖部收缩期杂音，第二心音逆分裂，偶闻双肺底啰音。体检尚能发现其他相关情况，如心脏瓣膜病、心肌病等非冠状动脉粥样硬化性疾病，也可发现高血压、脂质代谢障碍所致的黄色瘤等危险因素，颈动脉杂音或周围血管病变有助于动脉粥样硬化的诊断。体检尚需注意肥胖（体重指数及腰围），有助于了解有无代谢综合征。

（二）基本实验室检查

（1）了解冠心病危险因素，空腹血糖、血脂检查，包括血总胆固醇（TC）、高密度脂蛋白胆固醇（HDL-C）、低密度脂蛋白胆固醇（LDL-C）及三酰甘油（TG）。必要时做糖耐量试验。

（2）了解有无贫血（可能诱发心绞痛），检查血红蛋白是否减少。

（3）必要时检查甲状腺功能。

（4）行尿常规、肝肾功能、电解质、肝炎相关抗原、人类免疫缺陷病毒（HIV）检查及梅毒血清试验，需在冠状动脉造影前进行。

（5）胸痛较明显患者，需查血心肌肌钙蛋白（CTnT 或 CTnI）、肌酸激酶（CK）及同工酶（CK-MB），以与急性冠状动脉综合征（acute coronary syndrome，ACS）相鉴别。

（三）胸部 X 线检查

胸部 X 线检查常用于可疑心脏病患者的检查，然而，对于稳定型心绞痛患者，该检查并不能提供有效特异的信息。

（四）心电图检查

1. 静息心电图检查

所有可疑心绞痛患者均应常规行静息 12 导心电图。怀疑血管痉挛的患者于疼痛发作时行心电图检查尤其有意义。心电图同时可以发现诸如左室肥厚、左束支阻滞、预激、心律失常及传导障碍等情况，这些信息可发现胸痛的可能机制，并能指导治疗措施的制订。静息心电图对危险分层也有意义，但不主张重复此项检查，除非当时胸痛发作或功能分级有改变。

2. 心绞痛发作时心电图检查

在胸痛发作时争取心电图检查，缓解后立即复查。静息心电图正常不能排除冠心病心绞痛的诊断，但如果有 ST-T 改变符合心肌缺血时，特别是在疼痛发作时检出，则支持心绞痛的诊断。心电图显示陈旧性心肌梗死时，则心绞痛可能性增加。静息心电图有 ST 段压低或 T 波倒置但胸痛发作时呈"假性正常化"，也有利于冠心病心绞痛的诊断。24 小时动态心电图表现如有与症状相一致的 ST-T 变化，则对诊断有参考价值。

（五）核素心室造影

1. ^{201}Tc 心肌成像

铊随冠脉血流被正常心肌细胞摄取，休息时铊显像所示主要见于心肌梗死后瘢痕部位。在冠状动脉供血不足部位的心肌，则明显的灌注缺损仅见于运动后缺血区。变异型心绞痛发作时心肌急性缺血区常显示特别明显的灌注缺损。

2. 放射性核素心腔造影

红细胞被标记上放射性核素，得到心腔内血池显影，可测定左心室射血分数及显示室壁局部运动障碍。

3. 正电子发射断层心肌成像（PET）

PET 除可判断心肌血流灌注外，还可了解心肌代谢状况，准确评估心肌活力。

（六）负荷试验

1. 心电图运动试验

（1）适应证：①有心绞痛症状怀疑冠心病，可进行运动，静息心电图无明显异常的患者，为达到诊断目的；②确定稳定型冠心病的患者心绞痛症状明显改变者；③确诊的稳定型冠心病患者用于危险分层。

（2）禁忌证：急性心肌梗死早期、未经治疗稳定的急性冠状动脉综合征、未控制的严重心律失常或高度房室传导阻滞、未控制的心力衰竭、急性肺动脉栓塞或肺梗死、主动脉夹层、已知左冠状动脉主干狭窄、重度主动脉瓣狭窄、肥厚型梗阻性心肌病、严重高血压、活动性心肌炎、心包炎、电解质异常等。

（3）方案（Burce 方案）：运动试验的阳性标准为运动中出现典型心绞痛，运动中或运动后出现 ST 段水平或下斜型下降≥1mm（J 点后 60～80ms），或运动中出现血压下降者。

（4）需终止运动试验的情况：①出现明显症状（如胸痛、乏力、气短、跛行），症状伴有意义的 ST 段变化；②ST 段明显压低（压低＞2mm 为终止运动相对指征；≥4mm 为终止运动绝对指征）；③ST 段抬高≥1mm；④出现有意义的心律失常，收缩压持续降低 10mmHg（1mmHg=0.133kPa）或血压明显升高（收缩压＞250mmHg 或舒张压＞115mmHg）；⑤已达目标心率者。有上述情况一项者需终止运动试验。

2.核素负荷试验（心肌负荷成像）

（1）核素负荷试验的适应证：①静息心电图异常、完全性左束支传导阻滞、ST 段下降超过 1mm、起搏心律、预激综合征等心电图运动试验难以精确评估者；②心电图运动试验不能下结论，而冠状动脉疾病可能性较大者。

（2）药物负荷试验：包括双嘧达莫、腺苷或多巴酚丁胺药物负荷试验，用于不能运动的患者。

（七）多层螺旋 CT 或电子束 CT 扫描

多层螺旋 CT 或电子束 CT 平扫可检出冠状动脉钙化并进行积分。人群研究显示钙化与冠状动脉病变的高危人群相联系，但钙化程度与冠状动脉狭窄程度却并不相关。因此，不推荐将钙化积分常规用于心绞痛患者的诊断评价。

CT 造影为显示冠状动脉病变及形态的无创检查方法，有较高阴性预测价值，若 CT 冠状动脉造影未见狭窄病变，一般可不进行有创检查。但 CT 冠状动脉造影对狭窄病变及程度的判断仍有一定限度，特别当钙化存在时会显著影响狭窄程度的判断，而钙化在冠心病患者中相当普遍。因此，仅能作为参考。

（八）有创性检查

1.冠状动脉造影

冠状动脉造影至今仍是临床上评价冠状动脉粥样硬化和相对较为少见的非冠状动脉粥样硬化性疾病所引起的心绞痛的最精确的检查方法。对糖尿病、年龄超过 65 岁患者、年龄超过 55 岁女性的胸痛患者冠状动脉造影更有价值。

（1）适应证：①严重稳定型心绞痛（CCS 分级 3 级或以上者），特别是药物治疗不能很好缓解症状者；②无创方法评价为高危的患者，不论心绞痛严重程度如何；③心脏停搏存活者；④患者有严重的室性心律失常；⑤血管重建的患者有早期中等或严重的心绞痛复发；⑥伴有慢性心力衰竭或左室射血分数明显减低的心绞痛患者；⑦无创评价属中、高危的心绞痛患者需考虑大的非心脏手术，尤其是血管手术（如主动脉瘤修复，颈动脉内膜剥脱术，股动脉搭桥术等）。

（2）不推荐行冠状动脉造影：严重肾功能不全、造影剂过敏、精神异常不能合作者或合并其他严重疾病，血管造影的得益低于风险者。

2. 冠状动脉内超声显像

血管内超声检查可较精确地了解冠状动脉腔径，血管腔内及血管壁粥样硬化病变情况，指导介入治疗操作并评价介入治疗效果，但不是一线的检查方法，只在特殊的临床情况下或为科研目的而进行。

四、治疗

（一）治疗目标

1. 防止心肌梗死和死亡，改善预后

防止心肌梗死和死亡，主要是减少急性血栓形成的发生率，阻止心室功能障碍的发展。上述目标需通过生活方式的改善和药物干预来实现：①减少斑块形成；②稳定斑块，减轻炎症反应，保护内皮功能；③对于已有内皮功能受损和斑块破裂，需阻止血栓形成。

2. 减轻或消除症状

改善生活方式、药物干预和血管再通术均是减轻和消除症状的手段，根据患者的个体情况选择合适的治疗方法。

（二）一般治疗

1. 戒烟

大量数据表明，对于许多患者而言，吸烟是冠心病起源的最重要的可逆性危险因子。因此，强调戒烟是非常必要的。

2. 限制饮食和乙醇摄入

对确诊的冠心病患者，限制饮食是有效的干预方式。推荐食用水果、蔬菜、谷类、谷物制品、脱脂奶制品、鱼、瘦肉等，也就是所谓的"地中海饮食"。具体食用量需根据患者总胆固醇及低密度脂蛋白胆固醇来确定。超重患者应减轻体重。

适量饮酒是有益的，但大量饮酒肯定有害，尤其对于有高血压和心力衰竭的患者。很难定义适量饮酒的乙醇量，因此提倡限酒。稳定的冠心病患者可饮少量（＜50g/d）低度酒（如葡萄酒）。

3. ω-3 不饱和脂肪酸

鱼油中富含的ω-3不饱和脂肪酸能降低血中三酰甘油，被证实能降低近期心肌梗死患者的猝死率，同时它也有抗心律失常作用，能降低高危患者的死亡率和危险因素，可用作此类患者的二级预防。但该脂肪酸的治疗只用于高危人群，如近期心肌梗死患者，对于稳定型心绞痛伴高危因素患者较少应用。目前只提倡患者每星期至少吃一次鱼，以保证该脂肪酸的正常摄入。

4. 维生素和抗氧化剂

目前尚无研究证实维生素的摄入能减少冠心病患者的心血管危险因素，同样，许多大型试验也没有发现抗氧化剂能给患者带来益处。

5. 积极治疗高血压、糖尿病及其他疾病

稳定型心绞痛患者也应积极治疗高血压、糖尿病、代谢综合征等疾病，因这些疾病本身有促进冠脉疾病发展的危险性。

确诊冠心病的患者血压应降至130/85mmHg，如合并糖尿病或肾脏疾病，血压还应降至130/80mmHg。糖尿病是心血管并发症的危险因子，需多方干预。研究显示，心血管病伴2型糖尿病患者在应用降血糖药的基础上加用吡格列酮，其非致死性心肌梗死、脑卒中（中风）和病死率减少了16%。

6. 运动

鼓励患者在可耐受范围内进行运动，运动能提高患者运动耐量、减轻症状，对减轻体重、降低血脂和血压、增加糖耐量和胰岛素敏感性都有明显效果。

7. 缓解精神压力

精神压力是心绞痛发作的重要促发因素，而心绞痛的诊断又给患者带来更大的精神压力。缓解紧张情绪，适当放松可以减少药物的摄入和手术的必要。

8. 开车

稳定型心绞痛患者可以允许开车，但是要限定车载重和避免商业运输。高度紧张的开车应该避免。

（三）急性发作时治疗

发作时应立即休息，至少应迅速停止诱发心绞痛的活动，随即舌下含服硝酸甘油以缓解症状。对初次服用硝酸甘油的患者应嘱其坐下或平卧，以防发生低血压，还有如头晕、头胀痛、面红等不良反应。应告知患者，若心绞痛发作 10～20min，休息和舌下含服硝酸甘油不能缓解，应警惕发生心肌梗死并及时就医。

（四）药物治疗

1. 对症治疗，改善缺血

（1）短效硝酸酯类药：硝酸酯类药为内皮依赖性血管扩张药，能减少心肌需氧和改善心肌灌注，从而缓解心绞痛症状。快速起效的硝酸甘油能使发作的心绞痛迅速缓解。口服该药因肝脏首过效应，在肝内被有机硝酸酯还原酶降解，生物利用度极低。舌下给药吸收迅速完全，生物利用度高。硝酸甘油片剂暴露在空气中会变质，因而宜在开盖后 3 月内使用。

硝酸甘油引起剂量依赖性血管舒张不良反应，如头痛、面红等。过大剂量会导致低血压和反射性交感神经兴奋引起心动过速。对硝酸甘油无效的心绞痛患者应怀疑心肌梗死的可能。

（2）长效硝酸酯类药：长效硝酸酯类药能降低心绞痛发作的频率和严重程度，并能增加运动耐量。长效制剂只是对症治疗，并无研究显示它能改善预后。血管舒张不良反应如头痛、面红与短效制剂类似。其代表药有硝酸异山梨酯，单硝酸异山梨酯醇。

当机体内硝酸酯类浓度达到并超过阈值，其对心绞痛的治疗作用减弱，缓解疼痛的作用大打折扣，即发生硝酸酯类耐药。因此，患者服用长效硝酸酯类药时应有足够长的间歇期以保证治疗的高效。

（3）β受体阻滞剂：β受体阻滞剂能抑制心脏β-肾上腺素受体，从而减慢心率、减弱心肌收缩力、降低血压，减少心肌耗氧量，从而减少心绞痛发作和增加运动耐量。用药后要求静息心率降至55～60次/分，严重心绞痛患者如无心动过缓症状，可降至50次/分。

只要无禁忌证，β受体阻滞剂应作为稳定型心绞痛的初始治疗药物。β受体阻滞剂能降低心肌梗死后稳定型心绞痛患者死亡和再梗死的风险。目前可用于治疗心绞痛的β受体阻滞剂有很多种，当给予足够剂量时，均能有效预防心绞痛发作。更倾向于使用选择性β受体阻滞剂，如美托洛尔、阿替洛尔及比索洛尔。同时具有α和β受体阻滞的药物，在慢性稳定型心绞痛的治疗中也有效。

在有严重心动过缓和高度房室传导阻滞、窦房结功能紊乱、明显的支气管痉挛或支气管哮喘的患者，禁用β受体阻滞剂。外周血管疾病及严重抑郁是应用β受体阻滞剂的相对禁忌证。慢性肺心病的患者可小心使用高度选择性β$_1$受体阻滞剂。没有固定狭窄的冠状动脉痉挛造成的缺血，如变异性心绞痛，不宜使用β受体阻滞剂，这时钙拮抗剂是首选药物。

推荐使用无内在拟交感活性的β受体阻滞剂。β受体阻滞剂的使用剂量应个体化。从较小剂量开始。

（4）钙通道阻滞剂：钙通道阻滞剂通过改善冠状动脉血流和减少心肌耗氧起缓解心绞痛作用，对变异性心绞痛或以冠状动脉痉挛为主的心绞痛，钙通道阻滞剂是一线药物。地尔硫䓬和维拉帕米能减慢房室传导，常用于伴有心房颤动或心房扑动的心绞痛患者，而不应用于已有严重心动过缓、高度房室传导阻滞和病态窦房结综合征的患者。

长效钙通道阻滞剂能减少心绞痛的发作。ACTION试验结果显示，硝苯地平控释片没有显著降低一级疗效终点（全因死亡、急性心肌梗死、顽固性心绞痛、新发心力衰竭、致残性脑卒中及外周血管成形术的联合终点）的相对危险，但对于一级疗效终点中的多个单项终点而言，硝苯地平控释片组降低达到统计学差异或有降低趋势。值得注意的是，亚组分析显示，占52%的合并高血压的冠心病患者中，一级终点相对危险下降13%。CAMELOT试验结果显示，氨氯地平组主要终点事件（心血管性死亡、非致死性心肌梗死、冠状血管重建，由于心绞痛、慢性心力衰竭入院治疗，致死或非致死性卒中及新诊断的周围血管疾病）与安慰剂组比较相对危险降低达31%，差异有统计学意义。长期应用长效钙通道阻滞剂的安全性在ACTION及大规模降压试验ALLHAT及ASCOT中都得到了证实。

外周水肿、便秘、心悸、面部潮红是所有钙通道阻滞抗剂常见的不良反应，低血压也时有发生，其他不良反应还包括头痛、头晕、虚弱无力等。

当稳定型心绞痛合并心力衰竭而血压高且难于控制者，必须应用长效钙通道阻滞剂时，可选择氨氯地平、硝苯地平控释片或非洛地平。

（5）钾通道开放剂：钾通道开放剂的代表药物为尼克地尔，除了抗心绞痛外，该药还有心脏保护作用。一项针对尼克地尔的临床试验证实，稳定型心绞痛患者服用该药能显著减少主要冠脉事件的发生。但是，尚没有降低治疗后死亡率和非致死性心肌梗死发生率的研究，因此，该药的临床效益还有争议。

（6）联合用药：β受体阻滞剂和长效钙通道阻滞剂联合用药比单用一种药物更有效。此外。两药联用时，β受体阻滞剂还可减轻二氢吡啶类钙通道阻滞剂引起的反射性心动过速不良反应。非二氢吡啶类钙通道阻滞剂地尔硫草或维拉帕米可作为对β受体阻滞剂有禁忌的患者的替代治疗。但非二氢吡啶类钙通道阻滞剂和β受体阻滞剂的联合用药能使传导阻滞和心肌收缩力的减弱更明显，要特别警惕。老年人已有心动过缓或左室功能不良的患者应尽量避免合用。

2.改善预后的药物治疗

与稳定型心绞痛并发的疾病如糖尿病和高血压应予以积极治疗，同时还应纠正高脂血症。HMG-CoA还原酶抑制剂（他汀类药物）和血管紧张素转换酶抑制剂（ACEI）除各自的降脂和降压作用外，还能改善患者预后。对缺血性心脏病患者，还需加用抗血小板药。

阿司匹林通过抑制血小板内环氧化酶使血栓素A_2合成减少，达到抑制血小板聚集的作用。其应用剂量为每天75～150mg。CURE研究发现，每日阿司匹林剂量若大于200mg或小于100mg反而增加心血管事件发生的风险。

所有患者如无禁忌证（活动性胃肠道出血、阿司匹林过敏或既往有阿司匹林不耐受的病史），给予阿司匹林 75～100mg/d。不能服用阿司匹林者，则可应用氯吡格雷作为替代。

所有冠心病患者都应使用他汀类药物。他汀类降脂治疗减少动脉粥样硬化性心脏病并发症，可同时应用于患者的一级和二级预防。他汀类除了具有降脂作用外，还有抗炎作用和防血栓形成，能降低心血管危险性。

血脂控制目标为：总胆固醇（TC）小于 4.5mmol/L，低密度脂蛋白胆固醇（LDL-C）至少应小于 2.59mmol/L，建议逐步调整他汀类药物剂量以达到上述目标。

ACEI 可防止左心室重塑，减少心力衰竭发生的危险，降低病死率，如无禁忌可常规使用。在稳定型心绞痛患者中，合并糖尿病、心力衰竭或左心室收缩功能不全的高危患者应该使用 ACEI。所有冠心病患者均能从 ACEI 治疗中获益，但低危患者获益可能较小。

（五）非药物治疗（血运重建）

血运重建的主要指征：①冠脉造影指征及冠脉严重狭窄；②药物治疗失败，不能满意控制症状；③无创检查显示有大量的危险心肌；④成功的可能性很大，死亡及并发症危险可接受；⑤患者倾向于介入治疗，并且对这种疗法的危险充分知情。

1.冠状动脉旁路移植手术（Coronary artery bypass grafting，CABG）

40 多年来，CABG 逐渐成了治疗冠心病的最普通的手术，CABG 对冠心病的治疗价值已进行了较深入的研究。对于低危患者（年病死率<1%），CABG 并不比药物治疗给患者更多的预后获益。在比较 CABG 和药物治疗的临床试验的荟萃分析中，CABG 可改善中危至高危患者的预后。对观察性研究及随机对照试验数据的分析表明，某些特定的冠状动脉病变解剖类型手术预后优于药物治疗，这些情况包括：①左主干的明显狭窄；②3 支主要冠状动脉近段的明显狭窄；③2 支主要冠状动脉的明显狭窄，其中包括左前降支（LAD）近段的高度狭窄。

率很高，大隐静脉桥发生阻塞的概率仍较高。血栓阻塞可在术后早期发生，大约 10%在术后 1 年发生，5 年以后静脉桥自身会发生粥样硬化改变。静脉桥 10 年通畅率为 50%～60%。根据研究人群不同，CABG 总的手术死亡率为在 1%～4%，目前已建立了很好的评估患者个体风险的危险分层工具。尽管左胸廓内动脉的远期通畅

CABG 指征：①心绞痛伴左主干病变；②心绞痛伴三支血管病变，大面积缺血或心室功能差；③心绞痛伴双支或 3 支血管病变，包括左前降支（LAD）近端严重病变；④CCS I -Ⅳ，多支血管病变、糖尿病（症状治疗）（改善预后）；⑤CCS I -Ⅳ，多支血管病变、非糖尿病；⑥药物治疗后心绞痛分级 CCS I～Ⅳ级，单支血管病变，包括 LAD 近端严重病变；⑦心绞痛经药物治疗分级 CCS I～Ⅳ级，单支血管病变，不包括 LAD 近端严重病变；⑧心绞痛经药物治疗症状轻微（CCS I），单支、双支、3 支血管病变，但有大面积缺血的客观证据。

2.经皮冠状动脉介入治疗（Percutaneous coronary intervention，PCI）

30 多年来，PCI 日益普遍应用于临床，由于创伤小、恢复快、危险性相对较低，易于被医生和患者所接受。PCI 的方法包括单纯球囊扩张、冠状动脉支架术、冠状动脉旋磨术、冠状动脉定向旋切术等。随着经验的积累、器械的进步，特别是支架极为普遍的应用和辅助用药的发展，这一治疗技术的应用范围得到了极大的拓展。近年来，冠心病的药物治疗也获较大发展，对于稳定型心绞痛并且冠状动脉解剖适合行 PCI 患者的成功率提高，手术相关的死亡风险为 0.3%～1.0%。对于低危的稳定型心绞痛患者，包括强化降脂治疗在内的药物治疗在减少缺血事件方面与 PCI 一样有效。对于相对高危险患者及多支血管病变的稳定型心绞痛患者，PCI 缓解症状更为显著，生存率获益尚不明确。

经皮冠脉血运重建的指征：①药物治疗后心绞痛 CCS 分级为 I～Ⅳ级，单支血管病变；②药物治疗后心绞痛 CCS 分级为 I～Ⅳ级多支血管病变，非糖尿病；③稳定型心绞痛经药物治疗症状轻微（CCS 分级为 I 级），为单支、双支或 3 支血管病变，但有大面积缺血的客观证据。

成功的 PCI 使狭窄的管腔狭窄程度减少至 20%～50%,血流达到 TIMI Ⅲ级，心绞痛消除或显著减轻，心电图变化改善；但半年后再狭窄率达 20%～30%。如不成功需急诊行主动脉—冠脉旁路移植手术。

第二节 急性冠状动脉综合征

急性冠状动脉综合征（Acute coronary syndrome，ACS）指心脏病中急性发病的临床类型，包括 ST 段抬高型心肌梗死、非 ST 段抬高型心肌梗死和不稳定型心绞痛。近年又将前者称为 ST 段抬高型 ACS，约占 1/4（包括小部分变异型心绞痛），后两者合称为非 ST 段抬高型 ACS，约占 3/4。它们主要涵盖了以往分类中的 Q 波型急性心肌梗死（acute myocardial infarction，AMI）、非 Q 波型 AMI 和不稳定型心绞痛。

一、不稳定型心绞痛和非 ST 段抬高型心肌梗死（非 ST 段抬高型急性冠状动脉综合征）

不稳定型心绞痛（Unstable angina pectoris，UA）指介于稳定型心绞痛和急性心肌梗死之间的临床状态，包括了除稳定型劳力性心绞痛以外的初发型、恶化型劳力性心绞痛和各型自发性心绞痛。它是在粥样硬化病变的基础上，发生了冠状动脉内膜下出血、斑块破裂、破损处血小板与纤维蛋白凝集形成血栓、冠状动脉痉挛及远端小血管栓塞引起的急性或亚急性心肌供氧减少所致。它是 ACS 中的常见类型。若 UA 伴有血清心肌坏死标志物明显升高，此时可确立非 ST 段抬高型心肌梗死（Non-ST segment elevation myocardial infarction，NSTEMI）的诊断。

（一）发病机制

ACS 有着共同的病理生理学基础，即在冠状动脉粥样硬化的基础上，粥样斑块松动、裂纹或破裂，使斑块内高度致血栓形成的物质暴露于血流中，引起血小板在受损表面黏附、活化、聚集，形成血栓，导致病变血管完全性或非完全性闭塞。冠脉病变的严重程度，主要取决于斑块的稳定性，与斑块的大小无直接关系。不稳定斑块具有如下特征：脂质核较大，纤维帽较薄，含大量的巨噬细胞和 T 细胞，血管平滑肌细胞含量较少。UA、NSTEMI 的特征是心肌供氧和需氧之间平衡失调，目前发现其最常见病因是心肌血流灌注减少，这是由于粥样硬化斑块破裂发生的非阻塞性血栓导致冠状动脉狭窄所致。血小板聚集和破裂斑块碎片导致的微血管栓塞，使得许多患者的心肌标志物释放。其他原因包括动力性阻塞（冠状动脉痉挛或收缩）、进行性机械性阻塞、炎症和（或）感染、继发性 UA 即心肌氧耗增加或氧输送障碍的情况（包括贫血、感染、甲状腺功能亢进、心律失常、血液高黏滞状态或低血压等），实际上这 5 种病因相互关联。

近年来的研究发现，导致粥样斑块破裂的机制如下。

（1）斑块内 T 细胞通过合成细胞因子γ-干扰素（IFN-γ）能抑制平滑肌细胞分泌间质胶原，使斑块纤维帽结构变薄弱。

（2）斑块内巨噬细胞、肥大细胞可分泌基质金属蛋白酶，如胶原酶、凝胶酶、基质溶解酶等，加速纤维帽胶原的降解，使纤维帽变得更易受损。

（3）冠脉管腔内压力升高、冠脉血管张力增加或痉挛、心动过速时心室过度收缩和扩张所产生的剪切力及斑块滋养血管破裂均可诱发与正常管壁交界处的斑块破裂。由于收缩压、心率、血液黏滞度、内源性组织纤溶酶原激活剂（tPA）活性、血浆肾上腺素和皮质激素水平的昼夜节律性变化一致，使每天晨起后 6 时至 11 时最易诱发冠脉斑块破裂和血栓形成，由此产生了每天凌晨和上午心肌梗死（myocardial infarction，MI）高发的规律。

（二）病理解剖

冠状动脉病变或粥样硬化斑块的慢性进展，即使可导致冠状动脉严重狭窄甚至完全闭塞，由于侧支循环的逐渐形成，通常不一定产生 MI。若冠状动脉管腔未完全闭塞，仍有血供，临床上表现为 NSTEMI 即非 Q 波型 MI 或 UA，心电图仅出现 ST 段持续压低或 T 波倒置。如果冠脉闭塞时间短，累计心肌缺血短于 20 分钟，组织学上无心肌坏死，也无心肌酶或其他标志物的释出，心电图呈一过性心肌缺血改变，临床上就表现为 UA。如果冠脉严重阻塞时间较长，累计心肌缺血超过 20 分钟，组织学上有心肌坏死，血清心肌坏死标志物也会异常升高，心电图上呈持续性心肌缺血改变而无 ST 段抬高和病理性 Q 波出现，临床上即可诊断为 NSTEMI 或非 Q 波型 MI。NSTEMI 虽然心肌坏死面积不大，但心肌缺血范围往往不小，临床上依然很高危，这可能是冠状动脉血栓性闭塞已有早期再通，或痉挛性闭塞反复发作，或严重狭窄的基础上急性闭塞后已有充分的侧支循环建立的结果。NSTEMI 时的冠脉内附壁血栓多为白血栓，也有可能是斑块成分或血小板血栓向远端栓塞所致，偶有由破裂斑块疝出而堵塞冠脉管腔者被称为斑块灾难。

（三）临床表现

1.特征

UA 的临床表现一般具有以下 3 个特征之一。

（1）静息时或夜间发生心绞痛常持续 20 分钟以上。

（2）新近发生的心绞痛（病程在 2 个月内）且程度严重。

（3）近期心绞痛逐渐加重（包括发作的频度、持续时间、严重程度和疼痛放射到新的部位）。发作时可有出汗、皮肤苍白湿冷、恶心、呕吐、心动过速、呼吸困难、出现第三心音或第四心音等表现。而原来可以缓解心绞痛的措施此时变得无效或不完全有效。UA 患者中约 20%发生 NSTEMI 需通过血肌钙蛋白和心肌酶检查来判定。UA 和 NSTEMI 中很少有严重的左心室功能不全所致的低血压（心源性休克）。

2.严重程度分级

UA 或 NSTEMI 的 Braunwald 分级是根据 UA 发生的严重程度分为Ⅰ、Ⅱ、Ⅲ级。

（1）Ⅰ级：初发的、严重或加剧性心绞痛。发生在就诊前 2 个月内，无静息时疼痛。每日发作 3 次或 3 次以上，或稳定型心绞痛患者心绞痛发作更频繁或更严重，持续时间更长，或诱发体力活动的阈值降低。

（2）Ⅱ级：静息型亚急性心绞痛。在就诊前 1 个月内发生过 1 次或多次静息型心绞痛，但近 48 小时内无发作。

（3）Ⅲ级：静息型急性心绞痛。在 48 小时内有 1 次或多次静息型心绞痛发作。

3. 根据其发生的临床环境分级

根据其发生的临床环境分为 A、B、C 级。

（1）A 级：继发性 UA。在冠状动脉狭窄的基础上，同时伴有冠状动脉血管床以外的疾病引起心肌氧供和氧需之间平衡的不稳定，加剧心肌缺血。这些因素包括：贫血、感染、发热、低血压、快速性心律失常、甲状腺功能亢进、继发于呼吸衰竭的低氧血症。

（2）B 级：原发性 UA。无可引起或加重心绞痛发作的心脏以外的因素，且患者 2 周内未发生过 MI。这是 UA 的常见类型。

（3）C 级：MI 后 UA。在确诊 MI 后 2 周内发生的 UA。约占 MI 患者的 20%。

（四）危险分层

由于不同的发病机制造成不同类型 ACS 的近、远期预后有较大的差别，因此，正确识别 ACS 的高危人群并给予及时和有效的治疗可明显改善其预后，具有重要的临床意义。对于 ACS 的危险性评估遵循以下原则：首先是明确诊断，然后进行临床分类和危险分层，最终确定治疗方案。

1. 高危非 ST 段抬高型 ACS 患者的评判标准

美国心脏病学会/美国心脏病协会（ACC/AHA）将具有以下临床或心电图情况中的 1 条作为高危非 ST 段抬高型 ACS 患者的评判标准。

（1）缺血症状在 48 小时内恶化。

（2）长时间进行性静息性胸痛（＞20 分钟）。

（3）低血压，新出现杂音或杂音突然变化、心力衰竭，心动过缓或心动过速，年龄超过 75 岁。

（4）心电图改变：静息型心绞痛伴一过性 ST 段改变（＞0.05mV），新出现的束支传导阻滞，持续性室性心动过速。

（5）心肌标志物（肌钙蛋白 I\肌钙蛋白 T)明显增高（＞0.1μg/L）。

2. 中度危险性 ACS 患者的评判标准

中度危险为无高度危险特征但具备下列中的 1 条。

（1）既往 MI、周围或脑血管疾病，或冠状动脉搭桥术，既往使用阿司匹林。

（2）长时间（＞20 分钟）静息性胸痛已缓解，或过去 2 周内新发 CCS 分级Ⅲ级或Ⅳ级心绞痛，但无长时间（＞20 分钟）静息性胸痛，并有高度或中度冠状动脉疾病可能；夜间心绞痛。

（3）年龄超过 70 岁。

（4）心电图改变：T 波倒置超过 0.2mV，病理性 Q 波或多个导联静息 ST 段压低不足 0.1mV。

（5）肌钙蛋白 I 或肌钙蛋白 T 轻度升高（即＜0.1μg/L，但＞0.01μg/L）。

3. 低度危险性 ACS 患者的评判标准

低度危险性为无上述高度、中度危险特征，但有下列特征。

（1）心绞痛的频率、程度和持续时间延长，诱发胸痛阈值降低，2 周至 2 个月内新发心绞痛。

（2）胸痛期间心电图正常或无变化。

（3）心脏标志物正常。近年来，在结合上述指标的基础上，将更为敏感和特异的心肌生化标志物用于危险分层，其中最具代表性的是心肌特异性肌钙蛋白、C 反应蛋白、高敏 C 反应蛋白（Hs-CRP）、脑钠肽（BNP）和纤维蛋白原。

（五）实验室检查和辅助检查

1. 心电图检查

心电图检查应在症状出现 10 分钟内进行。UA 发作时心电图有一过性 ST 段偏移和（或)T 波倒置；如心电图变化持续 12 小时以上，则提示发生 NSTEMI。NSTEMI 时不出现病理性 Q 波，但有持续性 ST 段压低≥0.1mV（aVR 导联有时还有 V_1 导联则 ST 段抬高），或伴对称性 T 波倒置，相应导联的 R 波电压进行性降低，ST 段和 T 波的这种改变常持续存在。

2. 心脏标志物检查

UA 时，心脏标志物一般无异常增高；NSTEMI 时，血 CK-MB 或肌钙蛋白常有明显升高。肌钙蛋白 T 或肌钙蛋白 I 及 C 反应蛋白升高是协助诊断和提示预后较差的指标。

3.其他

需施行各种介入性治疗时，可先行选择性冠状动脉造影，必要时行血管内超声或血管镜检查，明确病变情况。

（六）诊断

对年龄超过30岁的男性和年龄超过40岁的女性（糖尿病患者更年轻）主诉符合上述临床表现的心绞痛时应考虑ACS，但须先与其他原因引起的疼痛相鉴别。随即进行一系列的心电图和心脏标志物的检测，以判别为UA、NSTEMI或是STEMI。

（七）鉴别诊断

鉴别诊断要考虑下列疾病。

1.急性心包炎

急性心包炎尤其是急性非特异性心包炎，可有较剧烈而持久的心前区疼痛，心电图有ST段和T波变化。但心包炎患者在疼痛的同时或以前已有发热和血白细胞计数增高，疼痛常于深呼吸和咳嗽时加重，坐位前倾时减轻。体检可发现心包摩擦音，心电图除aVR外，各导联均有ST段弓背向下的抬高，无异常Q波出现。

2.急性肺动脉栓塞

肺动脉大块栓塞常可引起胸痛、咯血、气急和休克，但有右心负荷急剧增加的表现，如发绀、肺动脉瓣区第二心音亢进、三尖瓣区出现收缩期杂音、颈静脉充盈、肝大、下肢水肿等。发热和白细胞增多出现也较早，多在24小时内。心电图示电轴右偏，Ⅰ导联出现S波或原有的S波加深，Ⅲ导联出现Q波和T波倒置，aVR导联出现高R波，胸导联过渡区向左移，右胸导联T波倒置等。血乳酸脱氢酶总值增高，但其同工酶和肌酸磷酸激酶不增高，D-二聚体可升高，其敏感性高但特异性差。肺部X线检查、放射性核素肺通气-灌注扫描、X线、CT和必要时选择性肺动脉造影有助于诊断。

3. 急腹症

急性胰腺炎、消化性溃疡穿孔、急性胆囊炎、胆石症等，患者可有上腹部疼痛及休克，可能与 ACS 患者疼痛波及上腹部者混淆。但仔细询问病史和体格检查，不难做出鉴别。心电图检查和血清肌钙蛋白、心肌酶等测定有助于明确诊断。

4. 主动脉夹层分离

以剧烈胸痛起病，颇似 ACS。但疼痛一开始即达高峰，常放射到背、肋、腹、腰和下肢，两上肢血压及脉搏可有明显差别，少数有主动脉瓣关闭不全，可有下肢暂时性瘫痪或偏瘫。X 线胸片示主动脉增宽，X 线、CT 或 MRI 及主动脉断层显像与超声心动图探测到主动脉壁夹层内的液体，可确立诊断。

5. 其他疾病

急性胸膜炎、自发性气胸、带状疱疹等心脏以外疾病引起的胸痛，依据特异性体征、X 线胸片和心电图特征不难鉴别。

（八）治疗

ACS 是内科急症，治疗结局主要受是否迅速诊断和治疗的影响，因此应及早发现，及早住院，并加强住院前的就地处理。UA 或 NSTEMI 的治疗目标是稳定斑块，治疗残余心肌缺血，进行长期的二级预防。溶栓治疗不宜用于 UA 或 NSTEMI。

1. 一般治疗

UA 或 NSTEMI 患者应住入冠心病监护病室，卧床休息至少 12～24 小时，给予持续心电监护。病情稳定或血运重建后症状控制，应鼓励早期活动。下肢作被动运动可防止静脉血栓形成。活动量的增加应循序渐进。应尽量对患者进行必要的解释和鼓励，使其能积极配合治疗而又解除焦虑和紧张，可以应用小剂量的镇静药和抗焦虑药，使患者得到充分休息和减轻心脏负担。保持大便通畅，便时避免用力，如便秘可给予缓泻药。有明确低氧血症（动脉血氧饱和度低于92%）或存在左心室功能衰竭时才需补充氧气。在最初 2～3 天饮食应以流质为主，以后随着症状减轻而逐渐增加粥、面条等及其他容易消化的半流质食物，宜少量多餐、钠盐和液体的摄入量应根据汗量、尿量、呕吐量及有无心力衰竭而做适当调节。

2. 抗栓治疗

抗栓治疗可预防冠状动脉内进一步血栓形成、促进内源性纤溶活性溶解血栓和减少冠状动脉狭窄程度，从而可减少事件进展的风险和预防冠状动脉完全阻塞的进程。

（1）抗血小板治疗，主要药物包括以下4种。

①环氧化酶抑制剂：阿司匹林可降低 ACS 患者的短期和长期病死率。若无禁忌证，ACS 患者入院时都应接受阿司匹林治疗，起始负荷剂量为160～325mg（非肠溶制剂），首剂应嚼碎，加快其吸收，以便迅速抑制血小板激活状态，以后改用小剂量维持治疗。除非对阿司匹林过敏或有其他禁忌证外，主张长期服用小剂量75～100mg/d 维持。

②二磷酸腺苷（ADP）受体拮抗剂：氯吡格雷和噻氯匹定能拮抗血小板 ADP 受体，从而抑制血小板聚集，可用于对阿司匹林不能耐受患者的长期口服治疗。氯吡格雷起始负荷剂量为300mg，以后75mg/d 维持。噻氯匹定起效较慢，不良反应较多，已少用。对于非 ST 段抬高型 ACS 患者不论是否行介入治疗，阿司匹林加氯吡格雷均为常规治疗，应联合应用12个月，对于放置药物支架的患者，这种联合治疗时间应更长。

③血小板膜糖蛋白Ⅱb/Ⅲa（GPⅡb/Ⅲa）受体拮抗剂：激活的 GPⅡb/Ⅲa 受体与纤维蛋白原结合，形成在激活血小板之间的桥梁，导致血小板血栓形成。阿昔单抗是直接抑制 GPⅡb/Ⅲa 受体的单克隆抗体，在血小板激活起重要作用的情况下，特别是患者进行介入治疗时，该药多能有效地与血小板表面的 GPⅡb/Ⅲa 受体结合，从而抑制血小板的聚集。一般使用方法是先静脉注射冲击量 0.25mg/kg，然后 10μg/（kg·h）静脉滴注12～24小时。合成的该类药物还包括替罗非班和依替巴肽。以上3种 GPⅡb/Ⅲa 受体拮抗剂静脉制剂均适用于 ACS 患者急诊 PCI（首选阿昔单抗，因目前其安全性证据最多），可明显降低急性和亚急性血栓形成的发生率，如果在 PCI 前6小时内开始应用该类药物，疗效更好。若未行 PCI，GPⅡb/Ⅲa 受体拮抗剂可用于高危患者，尤其是心脏标志物升高或尽管接受合适的药物治疗症状仍持续存

在或两者兼有的患者。GP II b/IIIa 受体拮抗剂应持续应用 24～36 小时，静脉滴注结束之前进行血管造影。不推荐常规联合应用 GP II b/IIIa 受体拮抗剂和溶栓药。近年来还合成了多种 GP II b/IIIa 受体拮抗剂的口服制剂，如西拉非班、珍米洛非班、拉米非班等，但其在剂量、生物利用度和安全性方面均需进一步研究。

④环核苷酸磷酸二酯酶抑制剂：近年来一些研究显示，西洛他唑加阿司匹林与噻氯匹定加阿司匹林在介入治疗中预防急性和亚急性血栓形成方面有同等的疗效，可作为噻氯匹定的替代药物。

（2）抗凝治疗：除非有禁忌证（如活动性出血或已应用链激酶或复合纤溶酶链激酶），所有患者应在抗血小板治疗的基础上常规接受抗凝治疗，抗凝治疗药物的选择应根据治疗策略及缺血和出血事件的风险而定。常用的抗凝血药包括普通肝素、低分子肝素、磺达肝癸钠和比伐卢定。需紧急介入治疗者，应立即开始使用普通肝素或低分子肝素或比伐卢定。对选择保守治疗且出血风险高的患者，应优先选择磺达肝癸钠。

①肝素和低分子肝素：肝素的推荐剂量是先给予 80U/kg 静脉注射，然后以 18U/（kg·h）的速度静脉滴注维持，治疗过程中需注意开始用药或调整剂量后 6 小时测定部分激活凝血酶时间（APTT），根据 APTT 调整肝素用量，使 APTT 控制在 45～70 秒。但是，肝素对富含血小板的血栓作用较小，且肝素的作用可由于肝素结合血浆蛋白而受影响。未口服阿司匹林的患者停用肝素后可能使胸痛加重，与停用肝素后引起继发性凝血酶活性增高有关。因此，肝素以逐渐停用为宜。低分子肝素与普通肝素相比，具有更合理的抗 X a 因子及 II a 因子活性的作用，可以皮下应用，不需要实验室监测。临床观察表明，低分子肝素较普通肝素有疗效肯定、使用方便的优点。使用低分子肝素的参考剂量：依诺肝素 40mg、那曲肝素 0.4mL 或达肝素 5000～7500U，皮下注射，每 12 小时一次，通常在急性期用 5～6 天。磺达肝癸钠是 X a 因子抑制剂，最近有研究表明，在降低非 ST 段抬高型 ACS 的缺血事件方面效果和低分子肝素相当，但出血并发症明显减少，因此安全性较好，但不能单独用于介入治疗中。

②直接抗凝血酶的药物：在接受介入治疗的非 ST 段抬高型 ACS 人群中，

用直接抗凝血酶药物比伐卢定较联合应用肝素/低分子肝素和 GP II b/IIIa 受体拮抗剂的出血并发症少，安全性更好，临床效益相当。但其远期效果尚缺乏随机双盲的对照研究。

3. 抗心肌缺血治疗

（1）硝酸酯类药物：硝酸酯类药物可选择口服，舌下含服，经皮肤或经静脉给药。硝酸甘油为短效硝酸酯类，对有持续性胸部不适、高血压、急性左心衰竭的患者，在最初 24～48 小时的治疗中，静脉内应用有利于控制心肌缺血发作。先给予舌下含服 0.3～0.6mg，继以静脉滴注，开始 5～10μg/min，每 5～10 分钟增加 5～10μg，直至症状缓解或平均压降低 10%，但收缩压不低于 12.0kPa（90mmHg）。目前推荐静脉应用硝酸甘油的患者症状消失 24 小时后，就改用口服制剂或应用皮肤贴剂。药物耐受现象可能在持续静脉应用硝酸甘油 24～48 小时内出现。由于在 NSTEMI 患者中未观察到硝酸酯类药物具有减少死亡率的临床益处，因此在长期治疗中此类药物应逐渐减量至停用。

（2）镇痛药：如硝酸酯类药物不能使疼痛迅速缓解，应立即给予吗啡，10mg 稀释成 10mL，每次 2～3mL 静脉注射。哌替啶 50～100mg 肌内注射，必要时 1～2 小时后再注射 1 次，以后每 4～6 小时可重复应用，注意呼吸功能的抑制。给予吗啡后如出现低血压，可仰卧或静脉滴注生理盐水来维持血压，很少需要用升压药。如出现呼吸抑制，应给予纳洛酮 0.4～0.8mg。有使用吗啡禁忌证（低血压和既往过敏史）者，可选用哌替啶替代。疼痛较轻者可用罂粟碱，30～60mg 肌内注射或口服。

（3）β 受体阻滞剂：β 受体阻滞剂可用于所有无禁忌证（如心动过缓、心脏传导阻滞、低血压或哮喘）的 UA 和 NSTEMI 患者，可减少心肌缺血发作和心肌梗死的发展。使用 β 受体阻滞剂的方案如下：①首先排除有心力衰竭、低血压[收缩压低于 12.0kPa（90mmHg）]、心动过缓（心率低于 60 次/分）或有房室传导阻滞（PR 间期＞0.24 秒）的患者；②给予美托洛尔，静脉推注每次 5mg，共 3 次；③每次推注后观察 2～5 分钟，如果心率低于 60 次/分或收缩压低于 13.3kPa（100mmHg），则停止给药，静脉注射美托洛尔的总量为 15mg。④如血流动力学稳定，末次静脉注射后 15 分钟，开始改为口服给药，每 6 小时 50mg，持续 2 天，以后渐增为 100mg，2 次/日。作用极短的β受体阻滞剂艾司洛尔静脉注射 50～250μg/（kg•min），安全而有效，甚至可用于左心功能减退的患者，药物作用在停药后 20 分钟内消失，用于有β受体阻滞剂相对禁忌证，而又希望减慢心率的患者。β受体阻滞剂的剂量应调整到患者安静时心率 50～60 次/分。

（4）钙通道阻滞剂：钙通道阻滞剂与β受体阻滞剂一样能有效地减轻症状。但所有的大规模临床试验表明，钙通道阻滞剂应用于 UA，不能预防 AMI 的发生或降低病死率，目前仅推荐用于全量硝酸酯和β受体阻滞剂之后仍有持续性心肌缺血的患者或对β受体阻滞剂有禁忌的患者，应选用心率减慢型的非二氢吡啶类钙通道阻滞剂。对心功能不全的患者，应用β受体阻滞剂后再加用钙通道阻滞剂应特别谨慎。

（5）血管紧张素转换酶抑制剂（ACEI）：近年来一些临床研究显示，对 UA 和 NSTEMI 患者，短期应用 ACEI 并不能获得更多的临床益处。但长期应用对预防再发缺血事件和死亡有益。因此除非有禁忌证（如低血压、肾衰竭、双侧肾动脉狭窄和已知的过敏），所有 UA 和 NSTEMI 患者都可选用 ACEI。

（6）调脂治疗：所有 ACS 患者应在入院 24 小时之内评估空腹血脂谱。近年的研究表明，他汀类药物可以稳定斑块，改善内皮细胞功能，因此如无禁忌证，无论血基线 LDL-C 水平和饮食控制情况如何，均建议早期应用他汀类药物，使 LDL-C 水平降至低于 800g/L。常用的他汀类药物有辛伐他汀 20～40mg/d、普伐他汀 10～40mg/d、氟伐他汀 40～80mg/d、阿托伐他汀 10～80mg/d 或瑞舒伐他汀 10～20mg/d。

4.血运重建治疗

（1）经皮冠状动脉介入术（Percutaneous coronary intervention，PCI）：UA 和 NSTEMI 的高危患者，尤其是血流动力学不稳定、心脏标志物显著升高、顽固性或反复发作心绞痛伴有动态 ST 段改变、有心力衰竭或危及生命的心律失常者，应早期行血管造影术和 PCI（如可能，应在入院 72 小时内）。PCI 能改善预后，尤其是同时应用 GP Ⅱ b/Ⅲa 受体拮抗剂时。对中危患者及有持续性心肌缺血证据的患者，也有早期行血管造影的指征，可以识别致病的病变，评估其他病变的范围和左心室功能。对中高危患者，PCI 或 CABG 具有明确的潜在益处。但对低危患者，不建议进行常规的介入性检查。

（2）冠状动脉旁路移植术（Coronary artery bypass grafting，CABG）：对经积极药物治疗而症状控制不满意及高危患者（包括持续 ST 段压低、cTnT 升高等），应尽早（72 小时内）进行冠状动脉造影。根据下列情况选择治疗措施：①严重左冠状动脉主干病变（狭窄＞50%），最危及生命，应及时外科手术治疗；②有多支血管病变，且有左心室功能不全（LVEF＜50%）或伴有糖尿病者，应进行 CABG；③有 2 支血管病变合并左前降支近段严重狭窄和左心室功能不全（LVEF＜50%）或无创性检查显示心肌缺血的患者，建议施行 CABG；④对 PCI 效果不佳或强化药物治疗后仍有缺血的患者，建议施行 CABG；⑤弥漫性冠状动脉远端病变的患者，不适合行 PCI 或 CABG。

二、ST 段抬高型心肌梗死

心肌梗死（myocardial infarction，MI）是在冠状动脉病变的基础上，发生冠状动脉血供急剧减少或中断，使相应的心肌严重而持久地急性缺血所致的部分心肌急性坏死。临床表现为胸痛，急性循环功能障碍，反映心肌急性缺血、损伤和坏死一系列特征性心电图演变及血清心肌酶和心肌结构蛋白的变化。MI 的原因常是在冠状动脉粥样硬化病变的基础上继发血栓形成所致，其中 NSTEMI 前已述及，本部分阐述 ST 段抬高型心肌梗死（ST segment elevation myocardial infarction，STEMI）。其他非动脉粥样硬化的原因如冠状动脉栓塞、主动脉夹层累及冠状动脉开口、冠状动脉炎、冠状动脉先天性畸形等所导致的 MI 在此不作介绍。

（一）病理解剖

若冠状动脉管腔急性完全闭塞，血供完全停止，导致所供区域心室壁心肌透壁性坏死，临床上表现为典型的 STEMI，即传统的 Q 波型 MI。在冠状动脉闭塞后 20～30 分钟，受其供血的心肌即有少数坏死，开始了 AMI 的病理过程。1～2 小时后绝大部分心肌呈凝固性坏死，心肌间质则充血、水肿，伴多量炎性细胞浸润。以后，坏死的心肌纤维逐渐溶解，形成肌溶灶，随后渐有肉芽组织形成。坏死组织 1～2 周后开始吸收，并逐渐纤维化，在 6～8

周后进入慢性期形成瘢痕而愈合，称为陈旧性或愈合性 MI。瘢痕大者可逐渐向外凸出而形成室壁膨胀瘤。梗死附近心肌的血供随侧支循环的建立而逐渐恢复。病变可波及心包出现反应性心包炎，波及心内膜引起附壁血栓形成。在心腔内压力的作用下，坏死的心壁可破裂（心脏破裂），破裂可发生在心室游离壁、乳头肌或心室间隔处。

病理学上，MI 可分为透壁性和非透壁性（或心内膜下）。前者坏死累及心室壁全层，多由冠脉持续闭塞所致；后者坏死仅累及心内膜下或心室壁内，未达心外膜，多是冠脉短暂闭塞而持续开通的结果。不规则片状非透壁 MI 多见于 STEMI 在未形成透壁 MI 前早期再灌注（溶栓或 PCI 治疗）成功的患者。

尸解资料表明，AMI 患者 75% 以上有一支以上的冠状动脉严重狭窄；1/3～1/2 所有 3 支冠状动脉均存在有临床意义的狭窄。STEMI 发生后数小时所做的冠状动脉造影显示，90% 以上的 MI 相关动脉发生完全闭塞。少数 AMI 患者冠状动脉正常，可能为血管腔内血栓的自溶、血小板一过性聚集造成闭塞或严重的持续性冠状动脉痉挛的发作使冠状动脉血流减少所致。左冠状动脉前降支闭塞最多见，可引起左心室前壁、心尖部、下侧壁、前间隔和前内乳头肌梗死；左冠状动脉回旋支闭塞可引起左心室高侧壁、膈面及左心房梗死，并可累及房室结；右冠状动脉闭塞可引起左心室膈面、后间隔及右心室梗死，并可累及窦房结和房室结。右心室及左、右心房梗死较少见。左冠状动脉主干闭塞则引起左心室广泛梗死。

MI 时冠脉内血栓既有白血栓（富含血小板），又有红血栓（富含纤维蛋白和红细胞）。STEMI 的闭塞性血栓是白、红血栓的混合物，从堵塞处向近端延伸部分为红血栓。

（二）病理生理

ACS 具有共同的病理生理基础。STEMI 的病理生理特征是由于心肌丧失收缩功能所产生的左心室收缩功能降低、血流动力学异常和左心室重构所致。

1. 左心室功能

冠状动脉急性闭塞时相关心肌依次发生 4 种异常收缩形式。①运动同步失调，即相邻心肌节段收缩时相不一致；②收缩减弱，即心肌缩短幅度减小；③无收缩；

④反常收缩，即矛盾运动，收缩期膨出。于梗死部位发生功能异常同时，正常心肌在早期出现收缩增强。由于非梗死节段发生收缩加强，使梗死区产生矛盾运动。然而，非梗死节段出现代偿性收缩运动增强，对维持左室整体收缩功能的稳定有重要意义。若非梗死区有心肌缺血，即"远处缺血"存在，则收缩功能也可降低，主要见于非梗死区域冠脉早已闭塞，供血主要依靠此次 MI 相关冠脉者。同样，若 MI 区心肌在此次冠脉闭塞以前就已有冠脉侧支循环形成，则对于 MI 区乃至左室整体收缩功能的保护也有重要意义。

2. 心室重构

MI 致左室节段和整体收缩，舒张功能降低的同时，机体启动了交感神经系统兴奋、肾素-血管紧张素醛固酮系统激活和 Frank-Starling 等代偿机制，一方面通过增强非梗死节段的收缩功能、增快心率、代偿性增加已降低的心排血量（SV）和心排血量（CO），并通过左室壁伸展和肥厚增加左室舒张末容积（LVEDV）进一步恢复 SV 和 CO，降低升高的左室舒张末期压（LVEDP）；但另一方面，也同时开启了左心室重构的过程。

MI 发生后，左室腔大小、形态和厚度发生变化，总称为心室重构。重构过程反过来影响左室功能和患者的预后。重构是左室扩张和非梗死心肌肥厚等因素的综合结果，使心室变形（球形变）。除了梗死范围以外，另两个影响左室扩张的重要因素是左室负荷状态和梗死相关动脉的通畅程度。左室压力升高有导致室壁张力增加和梗死扩张的危险，而通畅的梗死区相关动脉可加快瘢痕形成，增加梗死区组织的修复，减少梗死的扩展和心室扩张的危险。

（1）梗死扩展：是指梗死心肌节段随后发生的面积扩大，而无梗死心肌量的增加。导致梗死扩展的原因有：①肌束之间的滑动，致使单位容积内心肌细胞减少；②正常心肌细胞碎裂；③坏死区内组织丧失。梗死扩展的特征为梗死区不成比例地变薄和扩张。心尖部是心室最薄的部位，也是最容易受到梗死扩展损伤的区域。梗死扩展后，心力衰竭和室壁瘤等致命性并发症发生率增高，严重者可发生心室破裂。

（2）心室扩大：心室心肌存活部分的扩大也与重构有重要关联。心室重构在梗死发生后立即开始，并持续数月甚至数年。在大面积梗死的情况下，为维持心搏排血量，有功能的心肌增加了额外负荷，可能会发生代偿性肥厚，这种适应性肥厚虽能代偿梗死所致的心功能障碍，但存活的心肌最终也受损，导致心室的进一步扩张，心脏整体功能障碍，最后发生心力衰竭。心室的扩张程度与梗死范围、梗死相关动脉的开放迟早和心室非梗死区的局部肾素-血管紧张素系统的激活程度有关。心室扩大及不同部位的心肌电生理特性的不一致，使患者有患致命性心律失常的危险。

（三）临床表现

按临床过程和心电图的表现，本病可分为急性期、演变期和慢性期 3 期，但临床症状主要出现在急性期，部分患者还有一些先兆表现。

1. 诱发因素

本病在春、冬季发病较多，与气候寒冷、气温变化大有关，常在安静或睡眠时发病，以清晨 6 时至午间 12 时发病最多。大约有 1/2 的患者能查明诱发因素，如剧烈运动、过重的体力劳动、创伤、情绪激动、精神紧张或饱餐、急性失血、出血性或感染性休克，主动脉瓣狭窄、发热、心动过速等引起的心肌耗氧增加、血供减少都可能是 MI 的诱因。在变异型心绞痛患者中，反复发作的冠状动脉痉挛也可发展为 AMI。

2. 先兆

半数以上患者在发病前数日有乏力、胸部不适，活动时心悸、气急、烦躁、心绞痛等前驱症状，其中以新发生心绞痛（初发型心绞痛）或原有心绞痛加重（恶化型心绞痛）最为突出。心绞痛发作较以往频繁、性质较剧、持续较久、硝酸甘油疗效差、诱发因素不明显；疼痛时伴有恶心、呕吐、大汗和心动过速，或伴有心功能不全、严重心律失常、血压大幅度波动等；同时心电图示 ST 段一过性明显抬高（变异型心绞痛）或压低，T 波倒置或增高（"假性正常化"），应警惕近期内发生 MI 的可能。发现先兆及时积极治疗，有可能使部分患者避免发生 MI。

3. 症状

随梗死的大小、部位、发展速度和原来心脏的功能情况等而轻重不同。

（1）疼痛：疼痛是最先出现的症状，疼痛部位和性质与心绞痛相同，但常发生于安静或睡眠时，疼痛程度较重，范围较广，持续时间可长达数小时或数天，休息或含用硝酸甘油片多不能缓解，患者常烦躁不安、出汗、恐惧，有濒死感。在我国，1/6～1/3 的患者疼痛的性质及部位不典型，如位于上腹部，常被误认为胃溃疡穿孔或急性胰腺炎等急腹症；位于下颌或颈部，常被误认为牙病或骨关节病。部分患者无疼痛，多为糖尿病患者或老年人，一开始即表现为休克或急性心力衰竭；少数患者在整个病程中都无疼痛或其他症状，而事后才发现患过 MI。

（2）全身症状：全身症状主要是发热，伴有心动过速、白细胞计数增高和血细胞沉降率增快等，由坏死物质吸收所引起。一般在疼痛发生后 24～48 小时出现，程度与梗死范围常呈正相关，体温一般在 38℃ 上下，很少超过 39℃，持续 1 周左右。

（3）胃肠道症状：约 1/3 有疼痛的患者，在发病早期伴有恶心、呕吐和上腹胀痛，与迷走神经受坏死心肌刺激和心排血量降低组织灌注不足等有关，肠胀气也不少见，重症者可发生呃逆（以下壁心肌梗死多见）。

（4）心律失常：心律失常见于 75%～95% 的患者，多发生于起病后 1～2 周内，尤其以 24 小时内最多见。各种心律失常中以室性心律失常为最多，尤其是室性期前收缩。如室性期前收缩频发（每分钟 5 次以上），成对出现，心电图上表现为多源性或落在前一心搏的易损期时，常预示即将发生室性心动过速或心室颤动。冠状动脉再灌注后可能出现加速性室性自主心律与室性心动过速，多数历时短暂，自行消失。室上性心律失常则较少，阵发性心房颤动比心房扑动和室上性心动过速更多见，多发生在心力衰竭患者中。窦性心动过速的发生率为 30%～40%，发病初期出现的窦性心动过速多为暂时性，持续性窦性心动过速是梗死面积大、心排血量降低或左心功能不全的反映。各种程度的房室传导阻滞和束支传导阻滞也较多，严重者发生完全性房室传导阻滞。发生完全性左束支传导阻滞时 MI 的心电图表现可被掩盖。前壁 MI 易发生室性心律失常。下壁（膈面）MI 易发生房室传导阻滞，其阻滞部位多在房室束以上，预后较好。前壁 MI 而发生房室传导阻滞时，往往是多个束支同时发生传导阻滞的结果，其阻滞部位在房室束以下，且常伴有休克或心力衰竭，预后较差。

（5）低血压和休克：疼痛期血压下降常见，可持续数周后再上升，但常不能恢复到以往的水平，未必是休克。如疼痛缓解而收缩压低于 10.7kPa（80mmHg），患者烦躁不安、面色苍白、皮肤湿冷、脉细而快、大汗淋漓、尿量减少（＜20mL/h）、神志迟钝，甚至昏厥者，则为休克的表现。休克多在起病后数小时至 1 周内发生，见于 20% 的患者，主要是心源性，为心肌广泛（40% 以上）坏死、心排血量急剧下降所致，神经反射引起的周围血管扩张为次要的因素，有些患者还有血容量不足的因素参与。严重的休克可在数小时内致死，一般持续数小时至数天，可反复出现。

（6）心力衰竭：主要是急性左心衰竭，可在起病最初数日内发生或在疼痛、休克好转阶段出现，为梗死后心脏舒缩力显著减弱或不协调所致，发生率为 20%～48%。患者出现呼吸困难、咳嗽、发绀、烦躁等，严重者可发生肺水肿或进而发生右心衰竭的表现，出现颈静脉怒张、肝大和水肿等。右心室 MI 者，一开始即可出现右心衰竭的表现。

发生于 AMI 时的心力衰竭称为泵衰竭，根据临床上有无心力衰竭及其程度，常按 Killip 分级法分级：第 Ⅰ 级为左心衰竭代偿阶段，无心力衰竭征象，肺部无啰音，但肺楔压可升高；第 Ⅱ 级为轻至中度左心衰竭，肺啰音的范围小于肺野的 50%，可出现第三心音奔马律、持续性窦性心动过速、有肺淤血的 X 线表现；第Ⅲ级为重度心力衰竭，急性肺水肿，肺啰音的范围大于两肺野的 50%；第Ⅳ级为心源性休克，血压 12.0kPa（90mmHg），少尿，皮肤湿冷、发绀，呼吸加速，脉搏快。

AMI 时，重度左心室衰竭或肺水肿与心源性休克同样是左心室排血功能障碍所引起。在血流动力学上，肺水肿是以左心室舒张末期压及左房压与肺楔压的增高为主，而休克则心排血量和动脉压的降低更为突出，心排血指数比左心室衰竭时更低。因此，心源性休克较左心室衰竭更严重。此两者可以不同程度合并存在，是泵衰竭的最严重阶段。

4. 血流动力学分型

AMI 时心脏的泵血功能并不能通过一般的心电图、胸片等检查而完全反映出来，及时进行血流动力学监测，能为早期诊断和及时治疗提供很重要依据。Forrester 等根据血流动力学指标肺楔压（PCWP）和心脏指数（CI）评估有无肺淤血和周围灌注不足的表现，从而将 AMI 分为 4 个血流动力学亚型。

（1）Ⅰ型：既无肺淤血又无周围组织灌注不足，心功能处于代偿状态。CI>2.2L/（min·m²），PCWP≤2.4kPa（18mmHg），病死率约为3%。

（2）Ⅱ型：有肺淤血，无周围组织灌注不足，为常见临床类型。CI>2.2L/（min·m²），PCWP>2.4kPa（18mmHg），病死率约为9%。

（3）Ⅲ型：有周围组织灌注不足，无肺淤血，多见于右心室梗死或血容量不足者。CI≤2.2L/（min·m²），PCWP≤2.4kPa（18mmHg），病死率约为23%。

（4）Ⅳ型：兼有周围组织灌注不足与肺淤血，为最严重类型。CI≤2.2L/（min·m²），PCWP>2.4kPa（18mmHg），病死率约为51%。

由于 AMI 时影响心脏泵血功能的因素较多，因此 Forrester 分型基本反映了血流动力学变化的状况，不能包括所有泵功能改变的特点。AMI 血流动力学紊乱的临床表现主要包括低血压状态、肺淤血、急性左心衰竭、心源性休克等状况。

5. 体征

AMI 时心脏体征可在正常范围内，体征异常者大多数无特征性；心脏可有轻至中度增大；心率增快或减慢；心尖区第一心音减弱，可出现第三心音或第四心音奔马律。前壁心肌梗死的早期，可能在心尖区和胸骨左缘之间扪及迟缓的收缩期膨出，是由心室壁反常运动所致，常在几天至几周内消失。10%～20%的患者在发病后2～3天出现心包摩擦音，多在1～2天内消失，少数持续1周以上。发生二尖瓣乳头肌功能失调者，心尖区可出现粗糙的收缩期杂音；发生心室间隔穿孔者，胸骨左下缘出现响亮的收缩期杂音，常伴震颤。右室梗死较重者可出现颈静脉怒张，深吸气时更为明显。除发病极早期可出现一过性血压增高外，几乎所有患者在病程中都会有血压降低，起病前有高血压者，血压可降至正常；起病前无高血压者，血压可降至正常以下，且可能不再恢复到起病之前的水平。

（四）并发症

并发症可分为机械性、缺血性、栓塞性和炎症性。

1. 机械性并发症

（1）心室游离壁破裂：3%的 MI 患者可发生心室游离壁破裂，是心脏破裂最常见的一种，占 MI 患者死亡的 10%。心室游离壁破裂常在发病 1 周内出现，早高峰在 MI 后 24 小时内，晚高峰在 MI 后 3～5 天。早期破裂与胶原沉积前的梗死扩展有关，晚期破裂与梗死相关室壁的扩展有关。心脏破裂多发生在第 1 次 MI、前壁梗死、老年和女性患者中。其他危险因素包括 MI 急性期的高血压、既往无心绞痛和心肌梗死、缺乏侧支循环、心电图上有 Q 波、应用糖皮质激素或非固体抗炎药、MI 症状出现 14 小时以后的溶栓治疗。心室游离壁破裂的典型表现包括持续性心前区疼痛、心电图 ST-T 改变、迅速进展的血流动力学衰竭、急性心脏压塞和电机械分离。心室游离壁破裂也可为亚急性，即心肌梗死区不完全或逐渐破裂，形成包裹性心包积液或假性室壁瘤，患者能存活数月。

（2）室间隔穿孔：比心室游离壁破裂少见，有 0.5%～2% 的 MI 患者会发生室间隔穿孔，常发生于 AMI 后 3～7 天。AMI 后，胸骨左缘突然出现粗糙的全收缩期杂音或可触及收缩期震颤，或伴有心源性休克和心力衰竭，应高度怀疑室间隔穿孔，此时应进一步做 Swan-Ganz 导管检查与超声心动图检查。

（3）乳头肌功能失调或断裂：乳头肌功能失调总发生率可高达 50%，二尖瓣乳头肌因缺血、坏死等使收缩功能发生障碍，造成不同程度的二尖瓣脱垂或关闭不全，心尖区出现收缩中晚期喀喇音和吹风样收缩期杂音，第一心音可不减弱，可引起心力衰竭。轻症者可以恢复，其杂音可以消失。乳头肌断裂极少见，多发生在二尖瓣后内乳头肌，故在下壁 MI 中较为常见。后内乳头肌大多是部分断裂，可导致严重二尖瓣反流伴有明显的心力衰竭；少数完全断裂者则发生急性二尖瓣大量反流，造成严重的急性肺水肿，约 1/3 的患者迅速死亡。

（4）室壁膨胀瘤：或称室壁瘤，绝大多数并发于 STEMI，多累及左心室心尖部，发生率为 5%～20%，为在心室腔内压力影响下，梗死部位的心室壁向外膨出而形成。见于 MI 范围较大的患者，常于起病数周后才被发现。发生较小室壁瘤的患者可无症状与体征；但发生较大室壁瘤的患者，可出现顽固性充血性心力衰竭及复发性、难治的致命性心律失常。体检可发现心浊音界扩大，心脏搏动范围较广泛或心尖抬举样搏动，可有收缩期杂音。心电图上除了有 MI 的异常 Q 波外，约 2/3 的患者同时伴有持续性 ST 段弓背向上抬高。

X线透视和摄片、超声心动图、放射性核素心脏血池显像，磁共振成像及左心室选择性造影可见局部心缘突出，搏动减弱或有反常搏动。室壁瘤按病程可分为急性室壁瘤和慢性室壁瘤。急性室壁瘤在MI后数日内形成，易发生心脏破裂和形成血栓。慢性室壁瘤多见于MI愈合期，由于其瘤壁为致密的纤维瘢痕所替代，所以一般不会引起破裂。

2. 缺血性并发症

（1）梗死延展：指同一梗死相关冠状动脉供血部位MI范围的扩大，可表现为心内膜下MI转变为透壁性MI或MI范围扩大到邻近心肌，多有梗死后心绞痛和缺血范围的扩大。梗死延展多发生在AMI后的2～3周内，多数原梗死区相应导联的心电图有新的梗死性改变且肌酸激酶或肌钙蛋白升高时间延长。

（2）再梗死：指AMI发生4周后再次发生的MI，既可发生在原来梗死的部位，也可发生在任何其他心肌部位。如果再梗死发生在AMI后4周内，则其心肌坏死区一定受另一支有病变的冠状动脉所支配。通常再梗死发生在与原梗死区不同的部位，诊断多无困难；若再梗死发生在与原梗死区相同的部位，尤其是NSTEMI的再梗死，反复多次的灶性梗死，常无明显的或特征性的心电图改变，可使诊断困难，此时迅速上升且又迅速下降的酶学指标，如肌酸激酶同工酶比肌钙蛋白更有价值。CK-MB恢复正常后又升高或超过原先水平的50%对再梗死具有重要的诊断价值。

3. 栓塞性并发症

MI并发血栓栓塞主要是指心室附壁血栓或下肢静脉血栓破碎脱落所致的体循环栓塞或肺动脉栓塞。左心室附壁血栓形成在AMI患者中较多见，尤其在急性大面积前壁MI累及心尖部时，其发生率可高达60%左右，而体循环栓塞并不常见，国外一般发生率在10%左右，我国一般在2%以下。附壁血栓的形成和血栓栓塞多发生在梗死后的第1周内。最常见的体循环栓塞为脑卒中，也可产生肾、脾或四肢等动脉栓塞。如栓子来自下肢深部静脉，则可产生肺动脉栓塞。

4. 炎症性并发症

（1）早期心包炎：发生于MI后1～4天内，发生率约为10%。早期心包炎常发生在透壁性 MI 患者中，是梗死区域心肌表面心包并发纤维素性炎症所致。临床上可出现一过性的心包摩擦音，伴有进行性加重的胸痛，疼痛随体位而改变。

（2）后期心包炎（心肌梗死后综合征或 Dressier 综合征）：发病率为 1%～3%，于 MI 后数周至数月内出现，并可反复发生。其发病机制迄今尚不明确，推测为自身免疫反应所致。而 Dressier 认为它是一种变态反应，是机体对心肌坏死物质所形成的自身抗原的变态反应。临床上可表现为突然起病，发热，胸膜性胸痛，白细胞计数升高和红细胞沉降率增快，心包或胸膜摩擦音可持续 2 周以上，超声心动图常可发现心包积液，少数患者可伴有少量胸腔积液或肺部浸润。

（五）危险分层

STEMI 患者具有以下任何 1 项者可被确定为高危患者。

（1）年龄超过 70 岁。

（2）前壁 MI。

（3）多部位 MI（指 2 个部位以上）。

（4）伴有血流动力学不稳定如低血压、窦性心动过速、严重室性心律失常、快速心房颤动、肺水肿或心源性休克等。

（5）左、右束支传导阻滞源于 AMI。

（6）既往有 MI 病史。

（7）合并糖尿病和未控制的高血压。

（六）实验室和辅助检查

1. 心电图检查

虽然一些因素限制了心电图对 MI 的诊断和定位的能力，如心肌损伤的范围、梗死的时间及其位置、传导阻滞的存在、陈旧性 MI 的存在、急性心包炎、电解质浓度的变化及服用对心电图有影响的药物等。然而，标准 12 导联心电图的系列观察（必要时 18 导联），仍然是临床上对 STEMI 检出和定位的有用方法。

（1）特征性改变：在面向透壁心肌坏死区的导联上出现以下特征性改变。①宽而深的 Q 波（病理性 Q 波）；②ST 段抬高呈弓背向上型；③T 波倒置，往往宽而深，两支对称。在背向梗死区的导联上则出现相反的改变，即 R 波增高，ST 段压低，T 波直立并增高。

（2）动态性改变：①起病数小时内，可尚无异常，或出现异常高大、两支不对称的 T 波；②数小时后，ST 段明显抬高，弓背向上，与直立的 T 波连接，形成单向曲线，数小时到 2 天内出现病理性 Q 波（又称 Q 波型 MI），同时 R 波减低，为急性期改变；Q 波在 3～4 天内稳定不变，以后 70%～80%永久存在；③如不进行治疗干预，ST 段抬高持续数日至 2 周左右，逐渐回到基线水平。T 波则变为平坦或倒置，是为亚急性期改变；④数周至数月以后，T 波呈 V 形倒置，两支对称，波谷尖锐，为慢性期改变，T 波倒置可永久存在，也可在数月到数年内逐渐恢复。合并束支传导阻滞，尤其左束支传导阻滞时及在原来部位再次发生 AMI 时，心电图表现多不典型，不一定能反映 AMI 表现。

微型的 MI 和多发局灶型 MI，心电图中既不出现 Q 波也始终无 ST 段抬高，但有心肌坏死的血清标志物升高，属 NSTEMI 范畴。

（3）定位和定范围：STEMI 的定位和定范围可根据出现特征性改变的导联数来判断。

2.心脏标志物测定

（1）血清酶学检查：以往用于临床诊断 MI 的血清酶学指标包括肌酸磷酸激酶（CK 或 CPK）及其同工酶 CK-MB、天门冬酸氨基转移酶（AST，曾称 GOT）、乳酸脱氢酶（LDH）及其同工酶。但因 AST 和 LDH 分布于全身许多器官，对 MI 的诊断特异性较差，目前临床已不推荐应用。AMI 发病后，血清酶活性随时相而变化。CK 在起病 6 小时内增高，24 小时内达高峰，3～4 天恢复正常。

CK 的同工酶 CK-MB 诊断 AMI 的敏感性和特异性均极高，分别达到 100%和 99%，在起病后 4 小时内增高，16～24 小时达高峰，3～4 天恢复正常。STEMI 静脉内溶栓治疗时，CK 及其同工酶 CK-MB 可作为阻塞的冠状动脉再通的指标之一。冠状动脉再通，心肌血流再灌注时，坏死心肌内积聚的酶被再灌注血流"冲刷"，迅速进入血液循环，从而使酶峰距 STEMI 发病时间提早出现，酶峰活性水平高于阻塞冠状动脉未再通者。用血清 CK-MB 活性水平增高和峰值前移来判断 STEMI 静脉溶栓治疗后冠状动脉再通，约有 95% 的敏感性和 88% 的特异性。

（2）心肌损伤标志物测定：在心肌坏死时，除了血清心肌酶活性的变化外，心肌内含有的一些蛋白质类物质也会从心肌组织内释放出来，并出现在外周循环血液中，因此可作为心肌损伤的判定指标。这些物质主要包括肌钙蛋白和肌红蛋白。

①肌钙蛋白（Tn）是肌肉组织收缩的调节蛋白，心肌肌钙蛋白（cTn）与骨骼肌中的 Tn 在分子结构和免疫学上是不同的，因此它是心肌所独有的，具有很高的特异性。cTn 共有 cTnT、cTnI、cTnC 3 个亚单位。

cTnT 在健康人血清中的浓度一般小于 $0.06\mu g/L$。通常，在 AMI 后 3～4 小时开始升高，2～5 天达到峰值，持续 10～14 天；其动态变化过程与 MI 时间、梗死范围大小、溶栓治疗及再灌注情况有密切关系。由于血清 cTnT 的高度敏感性和良好重复性，它对早期和晚期 AMI 及 UA 患者的灶性心肌坏死均具有很高的诊断价值。

cTnI 也是一种对心肌损伤和坏死具高度特异性的血清学指标，其正常值上限为 $3.1\mu g/L$，在 AMI 后 4～6 小时或更早即可升高，24 小时后达到峰值，约 1 周后降至正常。

②肌红蛋白在 AMI 发病后 2～3 小时内即已升高，12 小时内多达峰值，24～48 小时内恢复正常，由于其出现时间均较 cTn 和 CK-MB 早，故它是目前能用来诊断早期 AMI 的生化指标。但是肌红蛋白广泛存在于心肌和骨骼肌中，两者在免疫学上也是相同的，而且又主要经肾脏代谢清除，因而与血清酶学指标相似，也存在特异性较差的问题，如慢性肾功能不全、骨骼肌损伤时，肌红蛋白水平均会增高，此时应予以仔细鉴别。

（3）其他检查：组织坏死和炎症反应的非特异性指标在 AMI 发病 1 周内白细胞可增至（10～20）$\times 10^9/L$，中性粒细胞多在 75%～90%，嗜酸性粒细胞减少或消失。血细胞沉降率增快，可持续 1～3 周，能较准确地反映坏死组织被吸收的过程。血清游离脂肪酸、C 反应蛋白在 AMI 后均增高。血清游离脂肪酸显著增高者易发生严重室性心律失常。此外，AMI 时，由于应激反应，血糖可升高，糖耐量可暂降低，2～3 周后恢复正常。STEMI 患者在发病 24～48 小时内血胆固醇保持或接近基线水平，但以后会急剧下降。因此，所有 STEMI 患者应在发病 24～48 小时内测定血脂谱，超过 24～48 小时者，要在 AMI 发病 8 周后才能获得更准确的血脂结果。

3. 放射性核素心肌成像

利用坏死心肌细胞中的钙离子能结合放射性锝［^{99m}Tc］焦磷酸盐或坏死心肌细胞的肌凝蛋白可与其特异性抗体结合的特点，静脉注射锝［^{99m}Tc］焦磷酸盐或 ^{111}In-抗肌凝蛋白单抗进行"热点"成像。利用坏死心肌血供断绝和瘢痕组织中无血管以至铊［^{201}Tl］或 ^{99m}Tc MIBI 不能进入细胞的特点，静脉注射这些放射性核素进行"冷点"成像，均可显示 MI 的部位和范围。前者主要用于急性期，后者用于慢性期。用门电路γ闪烁显像法进行放射性核素心腔造影（常用 ^{99m}Tc 标记的红细胞或清蛋白），可观察心室壁的运动和左心室的射血分数，有助于判断心室功能，判断梗死后造成的室壁运动失调和室壁瘤。目前多用单光子发射计算机断层成像（SPECT）来检查，新的方法正电子发射计算机断层成像（PET）可观察心肌的代谢变化，判断心肌是否存活。如心脏标志物或心电图阳性，做诊断时不需要做心肌成像。出院前或出院后不久，症状提示 ACS，但心电图无诊断意义和心脏标志物正常的患者应接受负荷心肌成像检查（药物或运动负荷的放射性核素或超声心动图心肌成像）。成像异常的患者提示在以后的 3～6 个月内发生并发症的危险增加。

4. 超声心动图检查

根据超声心动图上所见的室壁运动异常可对心肌缺血区域做出判断。在评价有胸痛而无特征性心电图变化时，超声心动图有助于排除主动脉夹层。对 MI 患者，床旁超声心动图对发现机械性并发症很有价值，如评估心脏整体和局部功能、乳头肌功能不全、室壁瘤和室间隔穿孔等。多巴酚丁胺负荷超声心动图检查还可用于评价心肌存活性。

5. 选择性冠状动脉造影

需施行各种介入性治疗时，可先行选择性冠状动脉造影，明确病变情况，制订治疗方案。

（七）诊断和鉴别诊断

WHO 的 AMI 诊断标准是依据典型的临床表现、特征性的心电图改变、血清心肌坏死标志物水平动态改变，3 项中具备 2 项特别是后 2 项即可确诊，一般并不困难。无症状的患者，诊断较困难。凡年老患者突然发生休克、严重心律失常、心力衰竭、上腹胀痛或呕吐等原因未明者，或原有高血压而血压突然降低且无原因可寻者，都应想到 AMI 的可能。此外有较重而持续较久的胸闷或胸痛者，即使心电图无特征性改变，也应考虑本病的可能，都宜先按 AMI 处理，并在短期内反复进行心电图观察和血清肌钙蛋白或心肌酶等测定，以确定诊断。当存在左束支传导阻滞图形时，MI 的心电图诊断较困难，因它与 STEMI 的心电图变化相类似，此时，与 QRS 波同向的 ST 段抬高和至少 2 个胸导联 ST 段抬高大于 5mm，强烈提示 MI。一般来说，有疑似症状并新出现的左束支传导阻滞应按 STEMI 来治疗。无病理性 Q 波的心内膜下 MI 和小的透壁性或非透壁性或微型 MI，鉴别诊断参见本节"一、不稳定型心绞痛和非 ST 段抬高型心肌梗死"。血清肌钙蛋白和心肌酶测定的诊断价值更大。

2007 年欧洲和美国心脏病学会对 MI 制定了新的定义，将 MI 分为急性进展性和陈旧性两类，把血清心肌坏死标志物水平动态改变列为诊断急性进展性 MI 的首要和必备的条件。

1. 急性进展性 MI 的定义

（1）心肌坏死生化标志物典型升高和降低，至少伴有下述情况之一。①心肌缺血症状；②心电图病理性 Q 波形成；③心电图 ST 段改变提示心肌缺血；④做过冠状动脉介入治疗，如血管成形术。

（2）病理发现 AMI。

2. 陈旧性 MI 的定义

（1）心电图检查提示新出现的病理性 Q 波，患者可有或可不记得有任何症状，心肌坏死生化标志物已降至正常。

（2）病理发现已经或正在愈合的 MI，然后将 MI 再分为 5 种临床类型。①Ⅰ型：自发性 MI，与原发的冠状动脉事件如斑块糜烂、破裂、夹层形成等而引起的心肌缺血相关；②Ⅱ型：MI 继发于心肌的供氧和耗氧不平衡所导致的心肌缺血，如冠状动脉痉挛、冠状动脉栓塞、贫血、心律失常、高血压或低血压；③Ⅲ型：心脏性猝死，有心肌缺血的症状和新出现的 ST 段抬高或新的左束支传导阻滞，造影或尸检证实冠状动脉内有新鲜血栓，但未采集血样之前或血液中心肌坏死生化标志物升高之前患者就已死亡；④Ⅳa 型：MI 与 PCI 相关；Ⅳb 型：MI 与支架内血栓有关，经造影或尸检证实；⑤Ⅴ型：MI 与 CABG 相关。

此外，还需与变异型心绞痛相鉴别。本病由普林兹梅特尔（Prinzmetal）于 1959 年首先描述，心绞痛几乎都在静息时发生，常呈周期性，多发生在午夜至上午 8 时之间，常无明显诱因，历时数十秒至 30 分钟。发作时心电图显示有关导联的 ST 段短时抬高、R 波增高，相对应导联的 ST 段压低，T 波可有高尖表现，常并发各种心律失常。本病是冠状动脉痉挛所引起的，多发生在已有冠脉狭窄的基础上，但其临床表现与冠脉狭窄程度不成正比，少数患者冠脉造影可以正常。吸烟是本病的重要危险因素，麦角新碱或过度换气试验可诱发冠脉痉挛。药物治疗以钙通道阻滞剂和硝酸酯类药物最有效。病情稳定后，根据冠脉造影结果再确定是否需要血运重建治疗。

（八）防治

治疗原则是保护和维持心脏功能，挽救濒死的心肌，防止梗死面积扩大，缩小心肌缺血范围及时处理各种并发症，防止猝死，使患者不但能度过急性期，且康复后还能保持尽可能多的有功能的心肌。

1. 一般治疗

参见本节"一、不稳定型心绞痛和非 ST 段抬高型心肌梗死"。

2. 再灌注治疗

及早再通闭塞的冠状动脉，使心肌得到再灌注，挽救濒死的心肌或缩小心肌梗死的范围，是一种关键的治疗措施。它还可极有效地解除疼痛。

（1）溶栓治疗：纤维蛋白溶解（纤溶）药物被证明能减小冠脉内血栓，早期静脉应用溶血栓药能提高 STEAMI 患者的生存率，其临床疗效已得到公认，故明确诊断后应尽早用药，来院至开始用药时间应短于 30 分钟。而对于非 ST 段抬高型 ACS，溶栓治疗不仅无益反而有增加 AMI 的倾向，因此标准溶栓治疗目前仅用于 STEAMI 患者。

①溶栓治疗的适应证：第一，持续性胸痛超过 30 分钟，含服硝酸甘油片症状不能缓解；第二，相邻 2 个或更多导联 ST 段抬高大于 0.2mV；第三，发病 6 小时以内者：若发病 6～24 小时内，患者仍有胸痛，并且 ST 段抬高导联有 R 波者，也可考虑溶栓治疗，发病至溶栓药给予的时间是影响溶栓治疗效果的最主要因素，最近有研究认为，如果在发病 3 小时内给予溶栓药，则溶栓治疗的效果和直接 PCI 治疗效果相当，但 3 小时后进行溶栓其效果不如直接 PCI 术，且出血等并发症增加；第四，年龄在 70 岁以下者。对于年龄大于 75 岁的 AMI 患者，溶栓治疗会增加脑出血的并发症，是否溶栓治疗需权衡利弊，如患者为广泛前壁 AMI，具有很高的心源性休克和死亡的发生率，在无条件行急诊介入治疗的情况下仍应进行溶栓治疗。反之，如患者为下壁 AMI，血流动力学稳定可不进行溶栓治疗。

②溶栓治疗的禁忌证：第一，近期（14 天内）有活动性出血（胃肠道溃疡出血、咯血、痔出血等），做过外科手术或活体组织检查，心肺复苏术后（体外心脏按压、心内注射、气管插管），不能实施压迫的血管穿刺及外伤史者；第二，高血压患者血压高于 24.0/14.7kPa（180/110mmHg），或不能排除主动脉夹层分离者；第三，有出血性脑血管意外史，或半年内有缺血性脑血管意外（包括 TIA）史者；第四，对扩容和升压药无反应的休克；第五，妊娠、感染性心内膜炎、二尖瓣病变合并心房颤动且高度怀疑左心房内有血栓者；第六，糖尿病合并视网膜病变者；第七，出血性疾病或有出血倾向者，严重的肝肾功能障碍及进展性疾病（如恶性肿瘤）者。

③治疗步骤：第一，溶栓前检查血常规、血小板计数、出凝血时间、APTT 及血型，配血备用；第二，即刻口服阿司匹林 300mg，以后每天 100mg，长期服用；第三，进行溶栓治疗。

③溶栓药：第一，非特异性溶血栓药，对血栓部位或体循环中纤溶系统均有作用的尿激酶（UK 或 rUK）和链激酶（SK 或 rSK）；第二，选择性作用于血栓部位纤维蛋白的药物，有组织纤溶酶原激活药（tPA），重组型组织纤溶酶原激活药（r-tPA）；第三，单链尿激酶型纤溶酶原激活药（SCUPA）、甲氧苯基化纤溶酶原链激酶激活剂复合物（APSAC）；第四，新的溶血栓药

还有 TNK 组织型纤溶酶原激活药（TNK-tPA）、瑞替普酶（rPA）、拉诺普酶（nPA）、葡激酶（SAK）等。

④给药方案：

第一，UK：30 分钟内静脉滴注 100 万～150 万 U；或冠状动脉内注入 4 万 U，继以每分钟 0.6 万～2.4 万 U 的速度注入，血管再通后用量减半，继续滴注 30～60 分钟，总量 50 万 U 左右。

第二，SK：150 万 U 静脉滴注，60 分钟内滴完，冠状动脉内给药先给 2 万 U，继以 0.2 万～0.4 万 U 滴注，共 30 分钟，总量 25 万～40 万 U。对链激酶过敏者，宜于治疗前半小时用异丙嗪 25mg 肌内注射，并与少量的地塞米松（2.5～5mg）同时滴注，可防止其引起的寒战、发热不良反应。

第三，r-tPA：100mg 在 90 分钟内静脉给予，先静脉注射 15mg，继而 30 分钟内静脉滴注 50mg，其后 60 分钟内再给予 35mg（国内有报道，用上述剂量的一半也能奏效）。冠状动脉内用药剂量减半。用 r-tPA 前，先用肝素 5 000U，静脉推注；然后，700～1 000U/h，静脉滴注 48 小时；以后改为皮下注射 7 500U，每 12 小时 1 次，连用 3～5 天，用药前注意出血倾向。

第四，TNK-tPA：40mg 静脉一次性注入，无需静脉滴注。

溶血栓药应用期间密切注意出血倾向，并需监测 APTT 或 ACT、冠状动脉内注射药物需通过周围动脉置入导管达冠状动脉口处才能实现，因此比较费时，只宜用于介入性诊治过程中并发的冠脉内血栓栓塞。而静脉注射药物可以迅速实行，故目前多选静脉注射给药。

⑤溶栓治疗期间的辅助抗凝治疗：UK 和 SK 为非选择性的溶血栓药，故在溶栓治疗后短时间内（6～12 小时）不存在再次血栓形成的可能，对于溶栓有效的 AMI 患者，可于溶栓治疗 6～12 小时后开始皮下注射低分子量肝素。对于溶栓治疗失败者，辅助抗凝治疗则无明显临床益处。r-tPA 和葡激酶等为选择性的溶血栓药，故溶栓使血管再通后仍有再次血栓形成的可能，因此在溶栓治疗前后均应给予充分的肝素治疗。溶栓前先给予 5000U 肝素冲击量，然后以 1000U/h 的肝素持续静脉滴注 24～48 小时，以出血时间延长 2 倍为基准，调整肝素用量。也可选择低分子量肝素替代普通肝素治疗，其临床疗效相同，如依诺肝素，首先静脉推注 30mg，然后以 1mg/kg 的剂量皮下注射，

每 12 小时 1 次，用 3～5 天为宜。

⑥溶栓再通的判断指标如下。

第一，直接指征。冠状动脉造影观察血管再通情况，冠状动脉造影所示血流情况通常采用 TIMI 分级。a. TIMI 0 级：梗死相关冠状动脉完全闭塞，远端无造影剂通过。b. TIMI 1 级：少量造影剂通过血管阻塞处，但远端冠状动脉不显影。c. TIMI 2 级：梗死相关冠状动脉完全显影但与正常血管相比血流较缓慢。d. TIMI 3 级：梗死相关冠状动脉完全显影且血流正常。根据 TIMI 分级达到 2、3 级者表明血管再通，但 2 级者通而不畅。

第二，间接指征。a. 心电图抬高的 ST 段于 2 小时内回降超过 50%；b. 胸痛于 2 小时内基本消失；c. 2 小时内出现再灌注性心律失常（短暂的加速性室性自主节律，房室或束支传导阻滞突然消失，或下后壁心肌梗死的患者出现一过性窦性心动过缓、窦房传导阻滞）或低血压状态；d. 血清 CK-MB 峰值提前出现在发病 14 小时内。

（2）介入治疗：直接经皮冠状动脉介入术（PCI）是指 AMI 患者未经溶栓治疗直接进行冠状动脉血管成形术，其中支架植入术的效果优于单纯球囊扩张术。近年来，试用冠脉内注射自体干细胞希望有助于心肌的修复。目前直接 PCI 已被公认为首选的最安全有效的恢复心肌再灌注的治疗手段，梗死相关血管的开通率高于药物溶栓治疗，尽早应用可恢复心肌再灌注，降低近期病死率，预防远期的心力衰竭发生，尤其对来院时发病时间已超过 3 小时或对溶栓治疗有禁忌的患者。一般要求患者到达医院至球囊扩张时间短于 90 分钟。在适宜于做 PCI 的患者中，PCI 之前应给予抗血小板药和抗凝血药。施行 PCI 的适应证还包括血流动力学不稳定、有溶栓禁忌证、恶性心律失常，需要安装临时经静脉起搏装置或需要反复电复律及年龄超过 75 岁。溶栓治疗失败者，即胸痛或 ST 段抬高在溶栓开始后持续 60 分钟或胸痛和 ST 段抬高复发，则应考虑做补救性 PCI，但是只有在复发起病后 90 分钟内即能开始 PCI 者获益较大，否则应重复应用溶栓药，不过重复给予溶血栓药会增加严重出血并发症。直接 PCI 后，尤其是放置支架后，可应用 GP Ⅱ b/Ⅲa 受体拮抗剂辅助治疗，持续用 24～36 小时，直接 PCI 的开展需要有经验的介入心脏病医生、完善的心血管造影设备、抢救设施和人员配备。我国《急性心肌梗死诊断和治疗指南》提出具备施行 AMI 介入治疗条件的医院如下：①能在患者来院 90 分钟内施行 PTCA；②其心导管室每年施行 PTCA 超过 100 例并有心外科待命的条件；③施术者每年独立施行 PTCA 超过 30 例；④AMI 直接 PTCA 成功率在 90% 以上；⑤在所有送到心导管室的患者中，能完成 PTCA 者达 85% 以上。无条件施行介入治疗的医院宜迅速将患者送到测算能在患者起病 6 小时内施行介入治疗的医院治疗。如测算转送后患者无法在 6 小时内接受 PCI，则宜就地进行溶栓治疗或溶栓后转送。

发生 STEAMI 后再灌注策略的选择需要根据发病时间、施行直接 PCI 的能力（包括时间间隔）、患者的危险性（包括出血并发症）等综合考虑。优选溶栓的情况一般包括：①就诊早，发病≤3 小时内，且不能及时进行 PCI；②介入治疗不可行，如导管室被占用，动脉穿刺困难或不能转运到达有经验的导管室；③介入治疗不能及时进行，如就诊至球囊扩张时间超过 90 分钟。优选急诊介入治疗的情况包括：①就诊晚，发病超过 3 小时；②有经验丰富的导管室，就诊至球囊扩张时间不足 90 分钟，就诊至球囊扩张时间较就诊至溶栓时间延长不足 60 分钟；③高危患者，如心源性休克，Killip 分级Ⅲ级及以上；④有溶栓禁忌证，包括出血风险增加及颅内出血；⑤诊断有疑问。

（3）冠状动脉旁路移植术（CABG）：下列患者可考虑进行急诊 CABG：①实行了溶栓治疗或 PCI 后仍有持续的或反复的胸痛；②冠状动脉造影显示高危冠状动脉病变（左冠状动脉主干病变）；③有 MI 并发症，如室间隔穿孔或乳头肌功能不全所引起的严重二尖瓣反流。

3. 其他药物治疗

（1）抗血小板治疗：抗血小板治疗能减少 STEMI 患者的主要心血管事件（死亡，再发致死性或非致死性 MI 和卒中）的发生，因此除非有禁忌证，所有患者应给予本项治疗。其用法见本节"一、不稳定型心绞痛和非 ST 段抬高型心肌梗死"。

（2）抗凝治疗：除非有禁忌证，所有 STEMI 患者无论是否采用溶栓治疗，都应在抗血小板治疗的基础上常规接受抗凝治疗。抗凝治疗能建立和维持梗死相关动脉的通畅，并能预防深静脉血栓形成、肺动脉栓塞及心室内血栓形成。其用法见本节"一、不稳定型心绞痛和非 ST 段抬高型心肌梗死"。

（3）硝酸酯类药物：对于有持续性胸部不适、高血压、大面积前壁 MI、急性左心衰竭的患者，在最初 24～48 小时的治疗中，静脉内应用硝酸甘油有利于控制心肌缺血发作，缩小梗死面积，降低短期甚至可能长期病死率。其用法见本节"一、不稳定型心绞痛和非 ST 段抬高型心肌梗死"。有下壁 MI，可疑右室梗死或明显低血压的患者[收缩压低于 12.0kPa（90mmHg）]，尤其合并明显心动过缓或心动过速时，硝酸酯类药物能降低心室充盈压，引起血压降低和反射性心动过速，应慎用或不用。无并发症的 MI 低危患者不必常规给予硝酸甘油。

（4）镇痛药：选择用药和用法见本节"一、不稳定型心绞痛和非 ST 段抬高型心肌梗死"。

（5）β 受体阻滞剂：MI 发生后最初数小时内静脉注射 β 受体阻滞剂可通过缩小梗死面积、降低再梗死率、降低室颤的发生率和病死率而改善预后。无禁忌证的 STEMI 患者应在 MI 发病的 12 小时内开始 β 受体阻滞剂治疗。其用法见本节"一、不稳定型心绞痛和非 ST 段抬高型心肌梗死"。

（6）血管紧张素转换酶抑制药（ACEI）：近年来，大规模临床研究发现，ACEI 如卡托普利、雷米普利、群多普利拉等有助于改善恢复期心肌的重构，减少 AMI 的病死率，减少充血性心力衰竭的发生，特别是对前壁 MI、心力衰竭或心动过速的患者效果显著。因此，除非有禁忌证，所有 STEMI 患者都可选用 ACEI。给药时应从小剂量开始，逐渐增加至目标剂量。对于高危患者，ACEI 的最大益处在恢复期早期即可获得，故可在溶栓稳定后 24 小时以上使用，由于 ACEI 具有持续的临床益处，可长期应用。对于不能耐受 ACEI 的患者（如咳嗽反应），血管紧张素受体阻滞药可能也是一种有效的选择，但目前不是 MI 后的一线治疗用药。

（7）调脂治疗：见本节"一、不稳定型心绞痛和非 ST 段抬高型心肌梗死"。

（8）钙通道阻滞剂：非二氢吡啶类钙通道阻滞剂维拉帕米或地尔硫草用于急性期 STEMI，除了能控制室上性心律失常，对减少梗死范围或心血管事件并无益处。因此不建议对 STEMI 患者常规应用非二氢吡啶类钙通道阻滞剂。但非二氢吡啶类钙通道阻滞剂可用于硝酸酯和 β 受体阻滞剂之后仍有持续性心肌缺血或心房颤动伴心室率过快的患者。血流动力学表现在 Killip Ⅱ 级以上的 MI 患者应避免应用非二氢吡啶类钙通道阻滞剂。

（9）葡萄糖-胰岛素-钾溶液（GIK）：应用 GIK 能降低血浆游离脂肪酸浓度和改善心脏做功，GIK 还给缺血心肌提供必要的代谢支持，对大面积 MI 和心源性休克患者尤为重要。氯化钾 1.5g，普通胰岛素 8U 加入 10% 的葡萄糖液 500mL 中静脉滴注，每天 1～2 次，1～2 周为一个疗程。近年来，还有学者建议在上述溶液中再加入硫酸镁 5g，但不主张常规补镁治疗。

4.抗心律失常治疗

（1）室性心律失常：应寻找和纠正导致室性心律失常可治疗的原因。血清钾低者推荐用氯化钾，通常可静脉滴注 10mmol/h 以保持在血钾在 4.0mmol/L 以上，但对于严重的低钾血症（K⁺<2.5mmol/L），可通过中心静脉滴注 20～40mmol/h。在 MI 早期静脉注射 β 受体阻滞剂继以口服维持，可降低室性心律失常（包括心室颤动）的发生率和无心力衰竭或低血压患者的病死率。应用其他预防性药物（如利多卡因）会增加死亡危险，故不推荐应用。室性异位搏动在心肌梗死后较常见，不需做特殊处理。非持续性（<30 秒）室性心动过速在最初 24～48 小时内常不需要治疗。多形性室速、持续性（≥3 秒）单形室速或任何伴有血流动力学不稳定（如心力衰竭、低血压、胸痛）症状的室速都应给予同步心脏电复律。血流动力学稳定的室速可给予静脉注射利多卡因、普鲁卡因胺或胺碘酮等药物治疗。

①利多卡因：50～100mg 静脉注射（如无效，5～10min 后可重复），控制后静脉滴注，1～3mg/min 维持（利多卡因 100mg 加入 5% 葡萄糖液 100mL 滴注，1～3mL/min）。情况稳定后可考虑改用口服美西律 150～200mg，每 6～8 小时一次维持。

②胺碘酮：静脉注射首剂 75～150mg 稀释于 20mL 生理盐水中，于 10 分钟内注入；如有效继以每分钟 1.0mg 维持静脉滴注 6 小时后改为每分钟 0.5mg，总量低于 1200mg/d；静脉用药 2～3 天后改为口服，口服负荷量为 600～800mg/d，7 天后酌情改为维持量 100～400mg/d。

③索他洛尔：静脉注射首剂用 1～1.5mg/kg，用 5% 葡萄糖液 20mL 稀释，于 15 分钟内注入，疗效不明显时可再注射一剂 1.5mg/kg，后可改为口服，

160～640mg/d。

无论血清镁是否降低，也可用硫酸镁（5min 内静脉注射 2g）来治疗复杂性室性心律失常。发生心室颤动时，应立即进行非同步直流电除颤，用最合适的能量（一般 300J），争取一次除颤成功。在无电除颤条件时可立即做胸外心脏按压和口对口人工呼吸，心腔内注射利多卡因 100～200mg，并施行其他心脏复苏处理。急性期过后，仍有复杂性室性心律失常或非持续性室速尤其是伴有显著左心室收缩功能不全者，死亡危险增加，应考虑安装 ICD，以预防猝死。在 ICD 治疗前，应行冠状动脉造影和其他检查以了解有无复发性心肌缺血，若有则需要行 PCI 或 CABG。加速的心室自主心律一般无须处理，但如由于心房输送血液入心室的作用未能发挥而引起血流动力学失调，则可用阿托品以加快窦性心律而控制心脏搏动，仅在偶然情况下需要用人工心脏起搏器或抑制异位心律的药物来治疗。

（2）缓慢的窦性心律失常：除非存在低血压或心率低于 50 次/分，一般不需要治疗。对于伴有低血压的心动过缓（可能减少心肌灌注），可静脉注射硫酸阿托品 0.5～1mg，如疗效不明显，几分钟后可重复注射。最好是多次小剂量注射，因大剂量阿托品会诱发心动过速。虽然静脉滴注异丙肾上腺素也有效，但由于它会增加心肌的氧需量和心律失常的危险，因此不推荐使用。药物无效或发生明显不良反应时也可考虑应用人工心脏起搏器。

（3）房室传导阻滞：Ⅱ度一型和二型房室传导阻滞 QRS 波不宽者及并发于下壁 MI 的Ⅲ度房室传导阻滞心率快于 50 次/分且 QRS 波不宽者，无须处理，但应严密监护。下列情况是安置临时起搏器的指征：①Ⅱ度二型或Ⅲ度房室传导阻滞 QRS 波增宽者；②Ⅱ度或Ⅲ度房室传导阻滞出现过心室停搏；③Ⅲ度房室传导阻滞心率慢于 50 次/分，伴有明显低血压或心力衰竭，经药物治疗效果差；④Ⅱ度或Ⅲ度房室传导阻滞合并频发室性心律失常。AMI 后 2～3 周进展为Ⅲ度房室传导阻滞或阻滞部位在希氏束以下者应安置永久起搏器。

（4）室上性快速心律失常：如窦性心动过速、频发房性期前收缩、阵发性室上性心动过速、心房扑动和心房颤动等，可选用 β 受体阻滞剂、洋地黄类、维拉帕米、胺碘酮等药物治疗。对后三者治疗无效时可考虑应用同步直流电复律器或人工心脏起搏器复律，尽量缩短快速心律失常持续的时间。

（5）心脏停搏：立即作胸外心脏按压和人工呼吸，注射肾上腺素、异丙肾上腺素、乳酸钠和阿托品等，并施行其他心脏复苏处理。

5. 抗低血压和心源性休克治疗

根据休克纯属心源性，或尚有周围血管舒缩障碍，或血容量不足等因素存在，而分别处理。

（1）补充血容量：约20%的患者由于呕吐、出汗、发热、使用利尿药和不进饮食等原因而有血容量不足，需要补充血容量来治疗，但又要防止补充过多而引起心力衰竭。可根据血流动力学监测结果来决定输液量。如中心静脉压低，在0.49～0.98kPa（5～10cmH$_2$O）之间，肺楔压在0.8～1.6kPa（6～12mmHg）以下，心排血量低，提示血容量不足，可静脉滴注低分子右旋糖酐或5%～10%葡萄糖液，输液后如中心静脉压上升高于1.76kPa（18cmH$_2$O），肺楔压高于2.0～2.4kPa（15～18mmHg），则应停止。右心室梗死时，中心静脉压的升高则未必是补充血容量的禁忌。

（2）应用升压药：补充血容量，血压仍不升，而肺楔压和心排血量正常时，提示周围血管张力不足，可选用血管收缩药。①多巴胺，10～30mg加入5%葡萄糖液100mL中静脉滴注，也可和间羟胺同时滴注；②多巴酚丁胺，20～25mg溶于5%葡萄糖液100mL中，以2.5～10μg/（kg·min）的剂量静脉滴注，作用与多巴胺相类似，但增加心排血量的作用较强，增快心率的作用较轻，无明显扩张肾血管的作用；③间羟胺，10～30mg加入5%葡萄糖液100mL中静脉滴注，或5～10mg肌内注射。但对长期服用胍乙啶或利血平的患者疗效不佳；④去甲肾上腺素，作用与间羟胺相同，但较快、较强而较短，对长期服用胍乙啶或利血平的患者仍有效。0.5～1mg（1～2mg重酒石酸盐）加入5%葡萄糖液100mL中静脉滴注。渗出管外易引起局部损伤及坏死，如同时加入2.5～5mg酚妥拉明可减轻局部血管收缩的作用。

（3）应用血管扩张药：经上述处理，血压仍不升高，而肺楔压增高，心排血量低，或周围血管显著收缩，以至四肢厥冷，并有发绀时，可用血管扩张药以减低周围循环阻力和心脏的后负荷，降低左心室射血阻力，增强收缩功能，从而增加心排血量，改善休克状态。血管扩张药在血流动力学严密监测下谨慎应用，可选用硝酸甘油（50～100μg/min静脉滴注）或单硝酸异山梨酯（2.5～10mg/次，舌下含服或 30～100μg/min 静脉滴注）、硝普钠（15～400μg/min 静脉滴注）、酚妥拉明（0.25～1mg/min 静脉滴注）等。

（4）治疗休克的其他措施：包括纠正酸中毒、纠正电解质紊乱、避免脑缺血、保护肾功能，必要时应用糖皮质激素和洋地黄制剂。

上述治疗无效时可用主动脉内球囊反搏术（IABP）以增高舒张期动脉压而不增加左心室收缩期负荷，并有助于增加冠状动脉灌流，使患者获得短期的循环支持。对持续性心肌缺血、顽固性室性心律失常、血流动力学不稳定或休克的患者如存在合适的冠状动脉解剖学病变，应尽早作选择性冠状动脉造影，随即施行 PCI 或 CABG，可挽救一些患者的生命。

（5）中医中药治疗：中医学用于"回阳救逆"的四逆汤（熟附子、干姜、炙甘草）、独参汤或参附汤，对治疗本病伴血压降低或休克者有一定疗效。患者如兼有阴虚表现时可用生脉散（人参、五味子、麦冬）。这些方剂均已制成针剂，紧急使用也较方便。

6. 心力衰竭治疗

主要是治疗左心室衰竭。

治疗取决于病情的严重性。病情较轻者，给予袢利尿药（如静脉注射呋塞米 20～40mg，每天 1 次或 2 次），它可降低左心室充盈压，一般即可见效。病情严重者，可应用血管扩张药（如静脉注射硝酸甘油）以降低心脏前负荷和后负荷。治疗期间，常通过带球囊的右心导管（Swan-Ganz 导管）监测肺动脉楔压。只要体动脉收缩压持续高于 13.3kPa（100mmHg），即可用 ACEI。开始治疗最好给予小剂量的短效 ACEI（如口服卡托普利 3.125～6.25mg，每 4～6 小时 1 次；如能耐受，则逐渐增加剂量）。一旦达到最大剂量（卡托普利的最大剂量为 50mg，每天 3 次），即用长效 ACEI（如福辛普利、赖诺普利、雷米普利）取代作为长期应用。如心力衰竭持续在 NYHA 心功能分级 II 级或 II 级以上，应加用醛固酮抑制药（如依普利酮、螺内酯）。严重心力衰竭者给予动脉内球囊反搏可提供短期的血流动力学支持。若血管重建或外科手术修复不可行时，应考虑心脏移植。永久性左心室或双心室植入式辅助装置可用作心脏移植前的过渡，如不可能做心脏移植，左心室辅助装置有时可作为一种永久性治疗。这种装置偶可使患者康复并可 3～6 个月内去除。

7. 并发症治疗

对于有附壁血栓形成者，抗凝治疗可减少栓塞的危险，如无禁忌证，治疗开始即静脉应用足量肝素，随后给予华法林 3～6 个月，使 INR 维持在 2～3。当左心室扩张伴弥漫性收缩活动减弱、存在室壁膨胀瘤或慢性心房颤动时，应长期应用抗凝药和阿司匹林。室壁膨胀瘤形成伴左心室衰竭或心律失常时可行外科切除术。AMI 时 ACEI 的应用可减轻左心室重构和降低室壁膨胀瘤的发生率。并发心室间隔穿孔、急性二尖瓣关闭不全都可导致严重的血流动力改变或心律失常，宜积极采用手术治疗，但手术应延迟至 AMI 后 6 周以上，因此时梗死心肌可得到最大程度的愈合。如血流动力学不稳定持续存在，尽管手术死亡危险很高，也宜早期进行。急性的心室游离壁破裂外科手术的成功率极低，几乎都是致命的。假性室壁瘤是左心室游离壁的不完全破裂，可通过外科手术修补。心肌梗死后综合征严重病例必须用其他非固体抗炎药（NSAIDs）或皮质类固醇短程冲击治疗，但大剂量 NSAIDs 或皮质类固醇的应用不宜超过数天，因它们可能干扰 AMI 后心室肌的早期愈合。肩-手综合征可用理疗或体育疗法。

8. 右室心肌梗死的处理

治疗措施与左心室 MI 略有不同，右室 MI 时常表现为下壁 MI 伴休克或低血压而无左心衰竭的表现，其血流动力学检查常显示中心静脉压、右心房和右心室充盈压增高，而肺楔压、左心室充盈压正常甚至下降。治疗宜补充血容量，从而增高心排血量和动脉压。在血流动力学监测下，静脉滴注输液，直到低血压得到纠治，但肺楔压如达 2.0kPa（15mmHg），即应停止。如此时低血压未能纠正，可用正性肌力药。不能用硝酸酯类药物和利尿药，它们可降低前负荷（从而减少心排血量），引起严重的低血压。伴有房室传导阻滞时，可予以临时起搏。

9. 康复和出院后治疗

出院后最初 3～6 周体力活动应逐渐增加。鼓励患者恢复中等量的体力活动（步行、体操、太极拳等）。如 AMI 后 6 周仍能保持较好的心功能，则绝大多数患者都能恢复其所有正常的活动。与生活方式、年龄和心脏状况相适应的有规律的运动计划可降低缺血事件发生的风险，增强总体健康状况。对患者的生活方式提出建议，进一步控制危险因素，可改善患者的预后。

第四章 心力衰竭

第一节 慢性心力衰竭

慢性心力衰竭（chronic heart failure，CHF）是多种原因心血管病的共同转归。

一、病理改变

尽管慢性心力衰竭最后的结局都表现为由于持续不断的心室重塑从而造成心腔的扩大，但是不同的病因具有不同的基础病理改变：如心肌肥大、心肌的质量增加及室壁增厚是高血压性心脏病的主要病理改变，而冠状动脉粥样硬化导致的冠脉狭窄或阻塞从而产生心肌坏死、心肌冬眠是冠心病的主要病理改变。但随着心力衰竭的发生，其心室重构不仅包括了由于基因组表达改变引起的分子、细胞和间质的改变，进而也包括了心脏的形态学的原发和继发改变，细胞改变为心肌肥大、心肌凋亡、成纤维细胞增生，间质地改变为细胞外基质的产生、胶原的聚集和纤维化。心肌重构的形态学改变主要表现为心腔形态的改变和心包的扩大等。

二、病理生理改变

慢性心力衰竭的发生与心肌细胞基因变异导致蛋白表型的改变而引起的细胞凋亡及重塑相关。心肌重塑是导致心力衰竭不断加重的病理生理基础，慢性心力衰竭可以引发神经体液的改变，神经体液的异常改变反而又加重心肌重塑，使心功能进一步恶化。

（一）自主神经及其受体异常

心率变异性代表交感神经和副交感神经活性的相互作用。慢性心力衰竭患者自主神经功能活动与心功能损害的严重程度、左心室肥厚以及左心室收缩与舒张功能减退程度密切相关，心率变异性降低能较好地反映心力衰竭时心室重塑及心脏收缩与舒张功能损害的情况。慢性心力衰竭患者交感神经活性反射性增加，心率变异性各测值均显著低于正常人，交感神经和副交感神经均受损，但副交感神经损害更严重，且随着心功能受损程度的加重，副交感神经的损害也越趋严重。慢性心力衰竭患者由于 Na^+-K^+-ATP 酶活性增高，出现继发性压力感受器功能迟钝，去甲肾上腺素初期分泌增加和随后的再摄取减少，使得血液去甲肾上腺素分泌浓度增高。慢性心力衰竭时，β-肾上腺素受体减少，使β-肾上腺素受体密度降低、β-肾上腺素受体失偶联、β-肾上腺素受体激酶活性上调，而腺苷酸环化酶活性降低等均可导致β-肾上腺素受体反应性降低。高浓度的去甲肾上腺素不仅可刺激转化生长因子β的表达，使成纤维细胞合成增加，而且产生心肌细胞的毒性作用，造成持续性心肌细胞死亡，而持续地损失有活力的心肌细胞是进行性心力衰竭的原因之一。

（二）激素及血管活性物质

在慢性心力衰竭的疾病进程中，激素及血管活性物质起到了重要的作用，非肾上腺素机制在慢性心力衰竭的病理生理变化也得到了广泛深入的研究。

肾素-血管紧张素系统（RAS）是由一系列肽类激素及相应酶组成的重要的体液调节系统，交感神经活性的增强又可激活肾素-血管紧张素-醛固酮系统。低钠血症可作为血浆肾素活性的标志物。醛固酮除了具有水钠潴留的病理生理作用外，还能直接诱导胶原蛋白生成，作用于血管紧张素Ⅱ（AngⅡ）受体使 AngⅡ效应增强，激活三磷酸肌醇（IP3）途径，使 c-Fos，c-Jun 原癌基因表达，胶原生成增多，导致心肌纤维化。在 CHF 的发病过程中，RAS 对纤溶功能具有重要调节作用，CHF 患者 RAS 过度激活，而体内纤溶功能降低，并且随心力衰竭恶化而愈加明显。

1. 内皮素及内皮功能

血管内皮细胞通过分泌内皮源性舒张因子（EDRF）和内皮源性收缩因子（EDCF）来调节内皮功能，而内皮素（ET）是最重要和最强大的 EDCF。内皮素家族主要由 ET-1，ET-2，ET-3 组成。内皮素作为一种血管活性物质，与 CHF 密切相关。研究发现，血 ET 水平在 CHF 患者中升高，并与症状及血流动力学的严重程度相关，血 ET 水平与 CHF 的严重程度呈正相关。血 ET 其前体"大内皮素"水平是 CHF 患者病死率强烈的独立预后因素。在心力衰竭时，儿茶酚胺，肾素-血管紧张素及细胞毒素均参与了心力衰竭的病理过程，这些因素同时可增加诱导型 NO 合成酶的转录，诱导型 NO 合成酶的增加可使血浆 NO 水平增加。另外，通过α-肾上腺素受体可以激活原生型 NO 合酶活性，应激情况下 NO 的释放也可能增加。另外，神经因素通过释放去甲肾上腺素也可增加 NO 的释放。

2. 利钠肽家族

利钠肽家族属于神经激素，它的成员包括 A 型利钠肽/心房利钠肽（ANP）、脑钠肽（BNP）、C 型利钠肽（CNP）和尿扩张素。在 CHF 的神经内分泌变化中，利钠肽拮抗肾素-血管紧张素-醛固酮系统的缩血管和体液潴留的作用，为 CHF 最初的保护性因素。正常情况下，ANP 由心房肌分泌。慢性心力衰竭时，ANP 由心室肌补充性分泌增加，可升高到正常人的 5～10 倍。ANP 通过激活血管系统及其他组织膜上的鸟苷酸环化酶，从而使血管平滑肌的细胞松弛因子增加。而 BNP 只极微量地储存在心肌细胞中，只有在相对较长时间的刺激下，才导致心肌细胞 BNP 的合成及分泌的增加。因此，BNP 比 ANP 更少受外界因素的影响。BNP 具有利钠、利尿、血管舒张和平滑肌松弛等作用。并且与心功能的级别呈正相关，在临床上现已逐渐重视 BNP 对心力衰竭的诊断和鉴别诊断价值。

3. 甲状腺素

慢性心力衰竭尤其是老年慢性心力衰竭患者由于机体处于应激状态，皮质醇分泌增高，抑制 5′脱碘酶，使外周组织 T_4 转化 T_3 减少。外周组织包括甲状腺组织灌注不足，阻碍甲状腺素的合成和释放等，常伴有 T_3 水平降低，T_3 的生物活性远

比 T_4 生物活性高，T_3 水平减低会使许多心肌酶活性受到抑制，心肌内儿茶酚胺受体减少，心肌对儿茶酚胺敏感性减低，对心肌的收缩功能和舒张功能产生负性肌力效应，增加外周阻力，从而使心排血量减少，心力衰竭加重。

（三）细胞因子的分泌异常

细胞因子是指细胞受到不同诱导刺激而分泌的 5～30ku 的一组小分子蛋白，细胞因子既可由免疫细胞分泌，也可由非免疫细胞如心肌细胞分泌，在慢性心力衰竭的进程中它们充当衰竭心脏的递质。细胞因子是具有生物学活性的可溶性多肽，通过细胞表面受体介导细胞-细胞之间相互作用，调节细胞活动、分化、增生、死亡或者使免疫细胞获得效应器的功能，大多数细胞因子通过自分泌或旁分泌的作用方式在局部发挥生物学效应。临床研究资料显示，CHF 患者血浆细胞因子水平增高，不仅能反映 CHF 程度，而且可成为 CHF 患者的预后指标。慢性心力衰竭时，神经内分泌因子的激活可能直接影响着细胞因子的表达，如肿瘤坏死因子-α（TNF-α）、白介素-1（IL-1）、IL-6 及细胞间黏附分子（ICAM-1）等，这些细胞因子可通过诱导心肌细胞凋亡及肥大，心肌β-肾上腺素受体失偶联等使衰竭心肌进一步恶化。另外，CHF 患者致炎症细胞因子（TNF-α，IL-1，IL-6，IL-18）增多，抗炎症细胞因子（TGF-β，IL-4，IL-10 和 IL-13）相对减少，不足以对抗致炎症细胞因子对心脏的损伤作用，可能也是使心力衰竭进展和恶化的原因，持久的炎性细胞因子表达，可使心肌产生负性变力效应。由于细胞因子的多源性、多效性、双向性及网络平衡的特性，其在心力衰竭的不同阶段具体发挥的作用还需要根据局部细胞因子的浓度及细胞因子之间相互的作用而定。

TNF-α 在 CHF 的发生及发展中起着重要的作用。TNF-α 主要来源于激活的单核巨噬细胞。正常心肌细胞不能产生 TNF-α，CHF 时在多种因素，如肾上腺素系统及肾素-血管紧张素系统的激活刺激，心肌细胞大量表达 TNF-α，使循环 TNF-α 水平升高，TNF-α 表达的增加是心力衰竭时循环 TNF-α 水平增高的主要原因。

（四）能量代谢异常

心肌能量的 60%～80% 来自脂肪代谢。慢性心力衰竭时心肌能量代谢紊乱，心肌细胞内肉碱缺乏，脂肪酸氧化障碍，能量产生障碍，使 ATP 生成减少，心肌收缩功能受损。CHF 时，常出现非代偿性代谢性酸中毒。酸中毒不仅影响高能磷酸盐代谢，还抑制糖酵解中的主要限速酶，减慢糖酵解的速率，使 ATP 生成减少。衰竭心肌中肌酸激酶的活性大幅度降低是衰竭心肌的特性，而能量储备的下降必然限制心脏的收缩贮备。在 CHF 过程中伴随的能量改变主要有心肌能量产生、储备减少而自由基代谢加强，从而影响心肌功能。瘦素是近年发现的肥胖基因的表达产物，由脂肪细胞分泌，具有促进产热及抑制食欲的功能，参与人体的能量调节，CHF 患者的血清瘦素水平较正常升高。慢性心力衰竭患者也存在分解、合成代谢失衡，从而产生心脏恶病质。

（五）其他

心肌胶原蛋白是构成心脏胶原网络的主要成分，其中Ⅰ型约占心肌胶原总量的 80%，Ⅱ型约占 10%。Ⅰ型前胶原羧基端肽和Ⅱ型前胶原氨基端肽在胶原合成过程中释放入血，被认为是体内Ⅰ及Ⅱ型胶原合成的间接标志。CHF 患者血清Ⅰ型前胶原羧基端肽和Ⅱ型前胶原氨基端肽水平显著升高可以反映其左室重塑过程中细胞外基质的代谢变化。慢性心力衰竭时基质金属蛋白酶及其抑制系统失衡可导致心肌纤维化。CHF 患者存在骨骼肌重塑现象，结构及生化特性异常必然影响其功能，使 CHF 患者运动耐量下降。

三、临床特征和心脏功能评价

（一）临床特征

1.症状

左心衰竭的主要特点如下。

（1）呼吸困难：可表现为劳力性呼吸困难、端坐呼吸、夜间阵发性呼吸困难、休息时呼吸困难，重症可以表现为失代偿性急性肺水肿、陈-施呼吸。

（2）体力下降：表现为疲倦、乏力。

（3）早期夜尿增多，晚期少尿。右心衰竭的主要特点为呼吸困难、水肿以及因胃肠道淤血而引起的消化道症状。

2. 体征

原有基础心脏疾病特征、左心室扩大、胸膜腔积液，晚期可出现心脏恶病质（6个月内非水肿患者体重下降超过75%）。

（二）心功能评价

常用的是 NYHA 的分级方法和 6 分钟步行试验。

6 分钟步行试验（6-MWT）：作为评价 CHF 患者运动耐力的方法，6-MWT 具有较强的实用性、客观性，重复性好，近年来颇受重视。6 分钟内走的最大距离即为步行距离。终止标准：①明显的心绞痛；②呼吸困难；③晕厥；④严重乏力；⑤严重的骨骼肌疼痛；⑥严重室性心律失常；⑦收缩压下降超过 2.7kPa（20mmHg），伴心率加快；⑧收缩压超过 32kPa（240mHg）或舒张压超过 17.3kPa（130mmHg）；⑨共济失调步态等。治疗后较治疗前步行距离增加不足 20% 是患者预后不良的有力指标。

（三）辅助检查

X 线检查显示心脏扩大和肺淤血。超声心动图不仅能提供心脏功能的指标，还能帮助鉴别心力衰竭的病因，当左室射血分数不足 40% 时，即为收缩功能不良。通过观测二尖瓣口血流频谱及二尖瓣环的组织速度频谱能对舒张性心力衰竭做出诊断。

实验室检查中，通过循环脑钠肽（BNP）判断是否有心力衰竭，左室充盈压增高有着较高的价值。血浆 BNP 浓度超过 600Pg/mL 的患者，CHF 的可能性大。

四、治疗

《美国成人慢性心力衰竭诊断和治疗指南》根据心力衰竭的分期制订了

治疗原则。这有利于早期干预和预防心力衰竭，全面控制心力衰竭的发展，值得推荐。这种按照心力衰竭分期选择治疗的方法被《2013 年美国心力衰竭管理指南》强调推荐。

简而言之，对于 A 期的患者重点是控制心力衰竭的危险因素，预防这些患者发生心力衰竭。对于 B 期的患者重点减轻心肌重构，延缓心力衰竭的发生。对于 C、D 期的患者重点是缓解症状，提高生活质量，延缓心力衰竭恶化，降低病死率。在整个过程中强调综合治疗，包括生活方式的改变、有效药物的及时使用，尤其是 ACE 抑制剂（ACEI）和 β 受体阻滞剂，以及其他一些被大规模临床试验证实的方法。

（一）一般治疗

首先应对心力衰竭的患者建立档案，将患者、患者家属、负责医生、护士及社区卫生人员组织起来，组成一个心力衰竭治疗小组，制订一个详细的诊疗计划，包括饮食计划、运动计划、治疗计划、治疗方案和达标计划、监督与随访等，形成一个全方位干预和治疗的环境，提高有效治疗方法实施率和治疗目标达到率，从而减少心力衰竭再次发作和降低病死率。美国及欧洲的一些研究表明，采用这种有组织的全方位管理手段可以明显提高治疗率和达标率，再次心脏事件的发生率明显降低，同时患者心力衰竭的危险因素也得到很好的控制。一般治疗的过程中应注意以下问题。

（1）氧疗：对于慢性心力衰竭失代偿且安静状态下呼吸困难的患者，吸氧常常可以改善症状；症状严重者，可面罩吸氧，有肺水肿证据者还可通过面罩持续呼气末正压通气（CPAP）。没有呼吸困难的轻症患者不必给氧。间歇性长期吸氧是否可以改善预后尚无证据。CPAP 是否可用于慢性心力衰竭也未见相关研究。

（2）饮食：慢性心力衰竭患者的营养不良临床上较常见。据报道，严重的心力衰竭（NYHA Ⅰ～Ⅳ级）中有 35%～53%的患者存在营养不良，而营养不良又常与贫血、低甲状腺激素、低生长激素等合并存在，加重心力衰竭的进展，形成恶性循环。故对心力衰竭患者，尤其是重症者应进行饮食方面的指导，但目前缺乏专门为心力衰竭患者所设计的饮食指导方法，一般还是沿用按健康人营养状态所需热量，计算经体重、身高、年龄校正的总热量，再折算成营养素所需的比例，即蛋白质 20%～30%，糖类 60%～70%，脂肪 15%～20%。有研究表明，心力衰竭患者支链氨基酸更易缺乏，故一些富含支链氨基酸的鱼、禽类、牛乳、黄豆、玉米、小米、糯米、菜花、小红枣等可适当多用。此外心力衰竭患者需要适当控制盐摄入，一般轻度心力衰竭摄盐量小于 5g/d，中度心力衰竭小于 3g/d，重度心力衰竭小于 2g/d。

（3）运动：尽管大多数患者不能参加重体力劳动或剧烈运动，但应当鼓励患者参加体育锻炼，除非在急性失代偿期或怀疑心肌炎的患者。因为限制活动会导致心力衰竭患者临床状况的加重以及对运动耐受力的下降。研究发现，运动通过改善骨骼肌内源性异常，改善血流分布和调节神经内分泌异常，可减少心力衰竭患者的症状、增加患者的运动耐力并改善生活质量，而且减低再住院率和降低病死率。这种改善可与药物治疗获得的改善相媲美，并独立于 ACEI 和 β 受体阻滞剂的益处之外。

运动应该在医生的指导下进行，以有氧运动，即耐力运动为主，如行走、做操、游泳等，采用循序渐进增加运动量的方法，一般在开始锻炼的初期选择轻度运动量，如每周进行 3 次 3km/h 的行走，1～2 个月后，再进行中度运动量的锻炼，如每周 3 次 6km/h 的行走。此后再过 6～8 周，可鼓励患者恢复工作，参加正常社交活动，并进行自己喜爱的运动，包括进行阻力运动，如踏车、爬坡、臂力锻炼等，但运动量一般不要超过最大氧耗量的 60%。最大氧耗量可通过心肺联合运动试验计算出来，活动平板、6-MWT 也可粗略评估出最大氧耗量的大致范围。

（4）体重：检测心力衰竭患者的体重很重要，因为在体内出现水钠潴留时体重的增加先于水肿的发生，每日测量体重可早期发现体内水分过多的表现。在心力衰竭的症状及体征稳定之后，可确定患者的干重，即在大小便后测量空腹的体重，若连续 3 日体重没有明显变化（增量＜0.25kg）时，即为干重。若体重连续 3 日大于此值，则考虑液体增加，可加强利尿。这样可以减少利尿药的不良反应，同时对心力衰竭的进展有延缓作用。

（5）合并用药：以下 3 种药物可以加重心力衰竭的症状，大多数心力衰竭患者应避免使用。绝大多数抗心律失常药物具有明显心脏抑制和促心律失常作用，长期使用没有益处，除非有致命性心律失常，才可考虑短期使用。目前只有胺碘酮和多非利特对存活率没有不良影响。钙通道阻滞剂尤其是非二氢吡啶类可以使心力衰竭恶化，增加心血管事件的危险。只有血管选择性的长效药物，如氨氯地平，对存活率没有不良影响。非固体抗炎药可以导致钠潴留和外周血管收缩，降低利尿药和 ACEI 的疗效，增加其毒性，应避免使用。对于阿司匹林在心力衰竭中应用存有争议。反对方认为阿司匹林可以抑制激肽介导的前列腺素合成，影响 ACEI 对心力衰竭患者的疗效，降低 ACEI 对心力衰竭患者血流动力学的作用，故认为应该使用其他不影响 ACEI 疗效的抗血小板药（如氯吡格雷）。然而，氯吡格雷没有作为缺血事件一级预防的指征。支持方认为，目前已有荟萃分析显示，ACEI 与阿司匹林合用对长期生存率并无影响，因此，有阿司匹林适应证时可以与 ACEI 合用。

（6）预防感染：感染是心力衰竭发生或加重的最常见的诱发因素，尤其是肺部感染，占据了 50% 以上的原因。因此，预防感染在心力衰竭的防治上显得非常重要。已有证据表明，使用流感疫苗和肺炎球菌疫苗可以减少呼吸道感染，故对有条件的患者，可在易感季节或对易患肺部感染的患者给予上述治疗。此外，合理的体育锻炼和营养、注意季节更迭时的自我保护等措施，也有利于提高抗感染能力，减少感染机会。

（7）电解质平衡：心力衰竭患者应当密切监测血钾的变化，应当努力避免发生低钾血症和高钾血症，因这两种情况都可以降低心脏的兴奋性和传导能力，导致猝死。没有很好控制的心力衰竭，使用 ACEI、保钾利尿药等，会引起血钾升高，应定期测定血钾浓度，使血钾保持在 4.0～5.0mmol/L 的范围。低钾患者应予以补钾，并同时补镁。但 ACEI 单独使用或与醛固酮抑制药联合使用的患者，常规补充钾、镁可能有害。

（8）预防栓塞：由于心力衰竭患者血液淤滞及可能的促凝因子活性增强，慢性心力衰竭患者发生血栓栓塞事件的危险性增高。然而，在大型研究中，临床状况稳定的患者血栓栓塞危险性低（每年 1%～3%），即使是射血分数非常低和心脏超声提示心内血栓的患者也是如此。如此低的栓塞发生率使抗凝治疗的益处不易被观察到。目前有关抗凝治疗的研究结果存在矛盾，故对于心力衰竭是否应该抗凝没有结论。一般建议只对曾有血栓事件或患有阵发或持续性心房颤动的心力衰竭患者，患有可能增加血栓栓塞危险的基础疾病（如淀粉样变性病或左心室致密化不全）的患者和患有家族性扩张型心肌病及一级亲属有血栓栓塞史的患者进行抗凝治疗。抗凝血药选择华法林，按照 INR 的测定值进行调整。

（二）利尿药

利尿药通过减少钠或氯的重吸收而减轻心力衰竭时的水钠潴留。有两大类作用机制不同的利尿药可用于心力衰竭，一类是袢利尿药，主要有布美他尼、呋塞米和托拉塞米，另一类是作用于远端肾小管的利尿药，主要有噻嗪类、保钾利尿药、美托拉宗。袢利尿药可以使滤过钠的分泌增加 20%～25%，增加自由水清除率，维持利尿功能，除非肾功能严重受损。噻嗪类利尿药仅使滤过钠增加 5%～10%，减少自由水清除率，肾功能受损（肌酐清除率小于 40mL/min）将丧失疗效。因此，袢利尿药适用于大多数心力衰竭患者，而噻嗪类更适用于合并高血压、轻度水潴留的心力衰竭的患者。

目前尚无对利尿药治疗心力衰竭的长期研究，其对发病率和病死率的影响尚不清楚，但一项注册研究显示，利尿药可能增加心力衰竭患者的病死率，这种影响与血肌酐水平有关，肌酐水平越高，使用利尿药病死率越高。利尿药对于症状明显的患者可以降低静脉压力、减轻肺充血、减少外周水肿和降低体重，改善心脏功能、症状和心力衰竭患者的运动耐力，被认为是心力衰竭的一线治疗药物，没有药物可以替代。如果没有利尿药，将难以使用 β 受体阻滞剂。鉴于医学伦理等问题，目前已不可能再进行有关利尿药是否改善心力衰竭生存率的研究。但有些问题还值得研究，如已接受足量 β 受体阻滞剂、ACEI 等标准治疗，临床稳定是否还需要利尿药小剂量长期维持?停用是否有好处或有坏处?

使用利尿药的要点及注意事项如下。

（1）虽然在治疗心力衰竭的药物中，利尿药是唯一可以控制液体潴留的药物，但是利尿药不应单独应用，尤其是不能单独用于心力衰竭阶段的治疗。单独使用利尿药不可能保持心力衰竭患者的长期稳定。故利尿药应当与 ACEI 和 β 受体阻滞剂联合应用，同时要控制食盐摄入（3～4g/d）。

利尿药可以在数小时或数日内缓解肺部和周围水肿，而洋地黄、ACEI 或β受体阻滞剂的临床作用可能需要数周或数月才能变得明显。利尿药剂量太小可能引起体液潴留，这将削弱对 ACEI 的治疗反应，并增加使用β受体阻滞剂的危险。相反，过量使用利尿药将使血容量减少，增加使用 ACEI 和血管扩张药时发生低血压的危险以及使用 ACEI 和 ARB 时发生肾功能不全的危险。合理使用利尿药是治疗心力衰竭的基础。

（2）轻症的门诊心力衰竭患者，利尿药起始剂量不必过大，通常每日 1～2 次给药即可，逐渐增加剂量直到尿量增加，体重减轻（通常为每日减轻 0.5～1.0kg）。症状较重的患者，需要增加剂量或使用次数，更重的患者还可短期使用静脉制剂。利尿药以袢利尿药为好，噻嗪类药物剂量依赖性利尿的范围窄（氢氯噻嗪超过 100mg/d 就没有明显的利尿效果），并且在肾功能轻度损害时效力就可能丧失。故常用呋塞米，但有些患者对托拉塞米反应更好，因其吸收更好，持续时间长。有时两药交替使用可提高利尿效果。利尿药治疗的最终目标是消除体液潴留的体征。病情稳定后，可根据每日体重变化调整利尿药用量。

（3）在利尿药治疗过程中若出现电解质失衡，或在达到治疗目标前出现低血压或肾功能异常，暂不要停药。而应同时纠正电解质失衡或暂时减缓利尿速度。过分担心低血压和肾功能可能导致利尿药应用不足，水肿难以控制，并影响其他治疗心力衰竭药物的疗效和安全性。

（4）病情稳定后，利尿药可减量，使用维持剂量预防容量超负荷的复发。多数患者可根据每日体重变化调整利尿药用量。

（5）治疗过程中患者应控制摄盐量，避免使用肾毒性药物（如非固体抗炎药，包括环氧化酶-2 抑制剂）。否则，即使加大剂量利尿效果也不好。

（6）患者出现利尿药抵抗后可以使用静脉注射利尿药（包括连续静脉输注），或联合使用两种或两种以上利尿药（如呋塞米和美托拉宗），或同时使用利尿药和增加肾血流量的药物（如小剂量的多巴胺）。

（7）在利尿药治疗的过程中应注意水、电解质紊乱，低血压和氮质血症。患者出现低钠血症时，利尿药的作用将减弱，补充高渗盐水（2%～3%）及合用小剂量的多巴胺对部分患者可能恢复利尿作用。利尿药也可引起皮疹和听力障碍，但是，通常发生在特异质的患者或使用剂量非常大时。长期使用利尿药还可能影响血糖、尿酸和血脂的代谢。

（8）利尿药可引起钾和镁离子的丢失，引起患者严重的心律失常，特别是在应用洋地黄治疗时。两种利尿药合用时可以增加电解质丢失的危险。短时间地补充钾制剂可以纠正低血钾，血钾降低明显者应补充镁离子。同时使用 ACEI 或联合使用保钾制剂（如螺内酯）可防止大多数使用襻利尿药时钾离子的丢失。当使用这些药物时，应注意可能引起高钾血症，但同时长期口服补钾剂可能有害。

（9）过量使用利尿药可降低血压，并损害肾功能和运动耐量下降，但低血压和氮质血症也可能是心力衰竭恶化的结果，此时若减少利尿药的使用则可能加速心力衰竭的恶化。如果没有体液潴留的体征，低血压和氮质血症可能与容量不足有关，减少利尿药可能缓解。如果有体液潴留的体征，低血压和氮质血症则可能与心力衰竭恶化和周围有效灌注压低有关，常提示发生了心肾综合征，这提示预后不良。

（三）肾素-血管紧张素-醛固酮系统抑制剂

肾素-血管紧张素-醛固酮系统（RAAS）激活是心力衰竭发生、发展的中心环节之一。血管紧张素转化酶抑制剂、血管紧张素受体阻滞剂和醛固酮受体抑制药可以从多个部位对 RAAS 进行抑制，已有多项大规模临床研究证实，这些 RAAS 阻断剂可以延缓心室重构形成，降低病死率。其中血管紧张素转化酶抑制剂不仅对心力衰竭治疗有益，而且冠心病和其他动脉粥样硬化性血管疾病以及糖尿病肾病均可从血管紧张素转化酶抑制剂的治疗中获益。血管紧张素 II 受体阻滞剂除可用于治疗心力衰竭外，对高血压、心室肥厚及糖尿病肾病也有益处。下面将分别讨论这三类药物在心力衰竭方面的应用。

1.血管紧张素转换酶抑制剂

血管紧张素转换酶抑制剂（Angiotensin converting enzyme inhibitor,ACEI）主要通过以下机制在心力衰竭的治疗过程中发挥效应：①抑制 RAAS，其作用主要针对组织中的 RAAS，组织中的 RAAS 激活在心力衰竭的发病机制中更为重要；②抑制缓激肽降解 ACEI，可使组织内缓激肽降解减少，局部缓激肽浓度升高，前列腺素生成增加，发挥扩张血管效应；③抑制交感神经递质释放，ACEI 通过抑制 Ang I 转化为 Ang II，可阻止去甲肾上腺素释放，降低交感神经对心血管系统的作用，有助于降压、减轻心脏负荷和改善心功能；④抗氧化作用，Ang II 可通过活化酶系统，如 NADPH 酶、黄嘌呤氧化酶及 NOS 系统等，增加活性氧代谢物（ROS）的释放，ACEI 抑制这个过程，减轻氧化应激的作用。

已有很多大规模的随机双盲对照临床研究证实，对于各种原因和程度的左心室功能不全 ACEI 可以缓解症状、改善临床状态和患者的一般状况，并降低死亡危险以及死亡或再住院的联合危险。有轻度、中度或重度心力衰竭症状的患者，不论有无冠状动脉疾病，均可从 ACEI 治疗中获益。

研究认为，Ang II 对心脏的毒性主要是通过局部作用，理论上组织作用强的 ACEI，如雷米普利、群多普利拉、福辛普利等可能作用更好，但这一点并没有在临床上得到证实，因此 ACEI 的心脏保护作用可以认为是类效应所致。

所有左心室收缩功能障碍所致的心力衰竭患者都应当尽早并持续使用 ACEI，除非有禁忌证或不能耐受治疗。使用 ACEI 时应注意当前或近期是否有体液潴留的表现，对有体液潴留者，应当先使用利尿药后再使用 ACEI，因为利尿药可以维持钠的平衡，预防周围组织和肺水肿的发生。ACEI 应先于 ARB 或直接血管扩张药使用，因已有临床研究证明，ACEI 要优于这些药物。ACEI 应与 β 受体阻滞剂合用，这样既可以增强作用，也可以降低不良反应，两种药物使用的先后次序并没有重要的临床意义。

ACEI 的禁忌证主要包括以往使用 ACEI 曾发生过威胁生命的不良反应（血管性水肿或无尿肾衰竭）及妊娠的患者；相对禁忌证包括有症状的低血压（收缩压＜80mmHg）、血清肌酐升高（＞265.2mmol/L）、双侧肾动脉狭窄或血钾升高（＞5.5mmol/L）。另外，处于休克边缘的患者不能使用 ACEI。这种患者应首先纠正心力衰竭，待病情稳定后再重新评价 ACEI 的使用。

ACEI 应当从小剂量开始，如果可以耐受则逐渐增加剂量。一般每 1～2 周调整一次剂量，逐渐增加至目标剂量或患者可耐受的剂量。开始治疗的 1～2 周内应检测肾功能和血钾，以后应每 3 个月检查一次，特别是那些以往有低血压、低钠血症、糖尿病、氮质血症或服用补钾药物的患者。在长期使用 ACEI

治疗的过程中应调整好利尿药的剂量，应尽量避免水钠潴留或血容量不足。体液潴留可以削弱 ACEI 对症状的缓解，而血容量不足则可增加低血压和氮质血症的危险。此外，使用 ACEI 还应避免长期使用补钾剂。血流动力学或临床状态不稳定的患者使用 ACEI 易引起低血压，这会减弱患者对利尿药和升压药的作用。因此，对这些患者（特别是对利尿药反应差的患者），谨慎的做法是暂时停止 ACEI 治疗，直到患者临床状态稳定。

心力衰竭患者应当使用多大剂量的 ACEI 没有定论。临床研究中使用 ACEI 的剂量通常较大，但剂量的选择并非根据患者对治疗的反应确定，而是达到靶剂量。然而，临床实际使用的剂量常常仅相当于推荐的起始剂量而远小于靶剂量。有关使用大剂量是否可改善治疗效果的研究不多，且结果矛盾，同时也没有显示可以降低病死率，故在临床中重要的是要使用 ACEL 而非争论使用多大的剂量。当然最好是使用有循证医学证据可以降低心血管事件的剂量，但若患者不能使用或耐受大剂量，应当使用中等剂量治疗，两者疗效只有很小的差别。更重要的是，不能因为 ACEI 没有达到靶剂量而延迟使用 β 受体阻滞剂。一旦药物剂量递增到一定程度，通常可以维持 ACEI 的长期治疗。尽管某些患者在使用 ACEI 后 48 小时内症状可以改善，但其临床疗效的发挥通常需要数周、数月或更长时间。即使症状没有改善，长期使用 ACEI 也可以降低死亡和住院的危险。突然停用 ACEI 可导致病情恶化，除非有威胁生命的并发症，如血管性水肿。

尽管不同的 ACEI 在化学结构的差异、吸收、生物利用度、半衰期、血浆蛋白结合率、代谢与排泄等药代动力学等特征方面都有差别，但目前资料显示，各种 ACEI 在控制症状和提高生存率方面并没有明显的差别。所以在选择 ACEI 时，应当先考虑使用经过临床试验证实可以降低心力衰竭或心肌梗死后患者病残率和病死率的 ACEI，包括卡托普利、依那普利、赖诺普利、培哚普利、雷米普利。

大多数 ACEI 的不良反应是由于该类药物的两种主要药理学作用所致，对血管紧张素的抑制和对激肽的增强作用，也可能发生其他不良反应（如皮疹和味觉障碍）。

2. 血管紧张素受体拮抗剂

由于 ACEI 有不能抑制旁路生成的 Ang II、易发生醛固酮逃逸现象及咳嗽等缺点,促使血管紧张素受体阻滞剂(Angiotensin receptor blockers,ARB)诞生。理论上 ARB 能竞争性与 Ang Ⅱ 受体 AT1 结合,使 Ang Ⅱ 无法与其结合,能够在受体水平完全阻断各种来源的 Ang Ⅱ 的作用,故它对 Ang Ⅱ 的抑制会更完全,并减少醛固酮逃逸现象的发生,同时因它不影响缓激肽的代谢,故还减少咳嗽等不良反应。目前临床有多种 ARB 可供使用,包括坎地沙坦、依普沙坦、厄贝沙坦、氯沙坦、替米沙坦、奥美沙坦和缬沙坦等。但对这些药物治疗心力衰竭患者的研究和经验不及 ACEI 丰富。

在慢性心力衰竭治疗中,ACEI 仍然是第一选择,但 ARB 可作为 ACEI 不能使用或严重不良反应或不能耐受时的替代药物使用。《2012 年欧洲心脏病学会急慢性心力衰竭诊断与治疗指南》建议:ARB 作为不能耐受 ACEI 的替代治疗（Ⅰ类 A 级）。ARB 不再作为已接受 ACEI 和 β 受体阻滞剂仍有心力衰竭症状的患者的一线药物,此类患者应首先考虑加用醛固酮抑制药。

与 ACEI 一样,血管紧张素受体阻滞剂也可产生低血压、肾功能恶化和高血钾,但 ARB 很少发生血管性水肿。虽然 ARB 与 ACEI 和醛固酮抑制药联用的资料很少,但联合应用将进一步增加肾功能异常和高钾血症的发生率。目前不推荐 ACEI+ARB+醛固酮抑制药三者联用。

ARB 的临床应用与 ACEI 类似,应从小剂量开始。在应用 ARB 1～2 周后,可以通过倍增剂量进行调整剂量,但应及时对血压、肾功能和血钾进行监测和评价。使用 ARB 需注意的问题有许多,与前面介绍的 ACEI 一样,开始用药后 1～2 周要复查血压（包括体位性血压变化）、肾功能和血钾,特别是在调整剂量时更应密切观察。这在收缩压低于 80mmHg、低血钠、糖尿病和肾功能受损的患者中更为重要。对于病情稳定的患者,在 ACEI 或 ARB 达到靶剂量前可以加用 β 受体阻滞剂。使用 ARB 的危险与血管紧张素的抑制有关,当与 ACEI 或醛固酮抑制药合用时,发生低血压、肾功能异常和高血钾的危险明显增加。

3. 盐皮质激素/醛固酮抑制药

心力衰竭时,由于 RAAS 的激活,使醛固固酮的合成增加。醛固酮的这种代偿性增加,短期内可起到增加心排血量的作用,但是长期的醛固酮增高会引起血容量增加、电解质紊乱、心律失常、心肌及血管间质胶原沉积和纤维化，使心力衰竭进行性恶化。醛固酮抑制药可以竞争性地与醛固酮受体复合物结合，阻断醛固酮的生物学作用。实验资料显示，醛固酮对心脏结构和功能的不良影响独立于 Ang Ⅱ。因此，长期抑制醛固酮的作用可与 ACEI 或（和）ARB 产生协同作用，在心力衰竭的治疗中有重要意义。

螺内酯和依普利酮是美国食品与药品管理局（FDA）批准用于心力衰竭治疗的两种醛固酮抑制药，而前者应用最广泛，后者较少发生男子乳房发育或抗雄激素效应。在心力衰竭的治疗中醛固酮抑制药的利尿作用是次要的，不应把它像利尿药那样使用。螺内酯和依普利酮分别都进行过大规模的临床试验，结果都显示了降低病死率的益处，但高血钾和肾功能异常的发生率可增加。

醛固酮抑制药最早被推荐用于有中、重度心力衰竭症状以及近期失代偿的患者或心肌梗死早期左心室功能异常的患者。近年来，新的临床试验结果显示，对于 NYHA Ⅱ级的左心室收缩功能不全的患者，依普利酮治疗可显著降低病死率和心力衰竭再住院率。因此，《2012 年欧洲心脏病学会急慢性心力衰竭诊断与治疗指南》将醛固酮抑制药的适应证推广至所有的收缩性心力衰竭的患者。

使用醛固酮抑制药要同时考虑其降低病死率及因心力衰竭再住院的益处和发生威胁生命的高钾血症的危险。螺内酯的起始剂量一般为 12.5～25mg/d，偶尔可隔日给予。依普利酮的起始剂量为 25mg/d，逐渐加量至 50mg/d。开始治疗后一般停止使用补钾制剂，治疗后 3 日和 1 周需测定血钾和肾功能。

使用醛固酮抑制药的主要危险是高钾血症和肾功能恶化。最近的两项研究显示，醛固酮抑制药有滥用的现象，结果使高钾的发生率和病死率显著增加。因此，对醛固酮抑制药的使用须谨慎选择患者，并密切监测。虽然醛固酮抑制药的利尿作用较弱，一些患者加用醛固酮抑制药可显著增强其他利尿药的作用，导致低血容量，进一步增加肾功能异常和高钾血症的发生率。在慢性稳定治疗阶段，如胃肠炎等引起血容量减少的情况下均可引起高钾血症。

在有关心肌梗死患者的试验中，依普利酮的益处只见于那些平均血肌酐水平低于 97μmol/L 的那些患者，超过此水平的患者，生存率无明显改善。血肌酐水平常低估肾功能异常的程度，尤其是老年患者，估计肌酐清除率小于

50mL/min 时，应将螺内酯起始剂量调至 12.5mg/d 或依普利酮 25mg/d，当肌酐清除率小于 30mL/min 时，应停止使用醛固酮抑制药。

（四）β受体阻滞剂

β受体阻滞剂主要通过以下机制改善心脏功能。①降低心率，延长舒张期充盈时间及增加冠状动脉灌注；②降低心肌耗氧；③抑制儿茶酚胺介导的游离脂肪酸释放，从而改善心肌动力；④上调β-肾上腺素受体并减少心肌氧化反应负荷；⑤心脏电生理机制，包括心率减慢、异位起搏点自行放电的减少、传导延缓及房室结的不应期延长。其他的机制包括抑制β-肾上腺素途径介导的心肌细胞凋亡、抑制血小板聚集、减少斑块的机械压力、预防斑块破裂，某些β受体阻滞剂具有的抗氧化及抑制血管平滑肌细胞增生的特性可能还有额外的益处。

超过 20 项安慰剂对照的临床研究（心力衰竭患者总数超过 20 000 例）证实，有 3 种β受体阻滞剂可有效降低慢性心力衰竭患者死亡危险，即比索洛尔、琥珀酸美托洛尔（选择性抑制β_1受体）、卡维地洛。这 3 种药物治疗心力衰竭的阳性结果并不能代表所有β受体阻滞剂的有效性，临床试验已发现布新洛尔无效，而短效美托洛尔效果较差。阶段 C 的心力衰竭患者如无禁忌证都应使用上述 3 种药物中的 1 种。

当前国内外所有的心力衰竭指南推荐，所有左心室收缩功能不全且病情稳定的患者均应使用β受体阻滞剂，除非有禁忌证或不能耐受。由于β受体阻滞剂对生存率和疾病进展的有益作用，一旦诊断左心室功能不全，应尽早开始β受体阻滞剂治疗。即使症状较轻或对其他治疗反应良好，β受体阻滞剂的治疗也是非常重要的，不应因其他药物治疗而延迟β受体阻滞剂的使用。因此，即使治疗不能改善症状，也应当使用β受体阻滞剂治疗，以降低疾病进展、临床恶化和猝死的危险。

β受体阻滞剂合用 ACEI 时，后者的剂量不需很大，其疗效优于单纯增加 ACEI 剂量，即使后者达到靶剂量。目前认为这两种药物在使用次序上并没有明显的限定。当前或近期有体液潴留的患者，应先使用利尿药，病情稳定达到干体重后，再使用β受体阻滞剂，因为利尿药可以维持体液平衡，并防止使用β受体阻滞剂引起的症状加重。病情稳定的患者，无论心功能如何，应该尽早使用β受体阻滞剂。此时患者应该没有或仅有很少的体液潴留或容量不足的证据，同时近期不需要静脉使用正性肌力药物，此时可以开始使用β受体阻滞剂。重症患者应首先使用其他治疗心力衰竭的药物（如利尿药），待病情稳定后再重新评价是否可以使用β受体阻滞剂。有气道反应性疾病或无症状心动过缓的患者，使用β受体阻滞剂时要高度谨慎，而有持续症状的患者则不应使用。

β受体阻滞剂的起始剂量要非常小，如果能够耐受，可逐渐增加剂量，一般采用每两周剂量加倍的方法增加剂量。在剂量递增期间应当严密观察病情。部分患者在开始使用β受体阻滞剂后，反而会出现体液潴留导致症状加重。若每日称量体重，连续3日体重增加均大于0.25kg，表示液体增加，应及时增加利尿药剂量使体重恢复到治疗前水平。剂量增加时如果出现不良反应，应当暂停剂量的递增。若能达到靶剂量，患者一般都能够维持长期治疗。β受体阻滞剂的起效时间较长，可能需要2～3个月才能看到临床疗效。即使症状没有改善，长期治疗也可以降低主要临床事件的危险性。应当避免中断β受体阻滞剂的治疗，否则将导致临床症状的恶化。部分长期使用β受体阻滞剂的患者仍然可出现临床症状恶化，此时应综合分析是否减量或停药，随意停药将增加临床失代偿的危险。如果患者出现体液潴留而症状很轻或没有症状，可以增加利尿药剂量而继续使用β受体阻滞剂。但是如果出现低灌注，或者需要静脉使用正性肌力药物，最好暂时停止使用β受体阻滞剂直到患者临床状况稳定。

使用β受体阻滞剂时可能出现4种不良反应应当引起注意。

（1）体液潴留和心力衰竭恶化：使用β受体阻滞剂可以引起体液潴留，通常没有症状而仅表现为体重增加，最后可致心力衰竭症状的明显恶化。治疗前有体液潴留的患者，在治疗期间更易发生体液潴留。因此，一般不需停止β受体阻滞剂的治疗，强化利尿等常规治疗就可以取得较好效果。经过治疗，这些患者可以继续长期使用β受体阻滞剂。

（2）乏力：使用β受体阻滞剂治疗可以引起乏力和虚弱的感觉，多数情况下不需要治疗，数周后这种乏力的症状可自行消失。症状严重者，如出现低灌注，可考虑减量（或调整利尿药的剂量）或停药，过一段时间后还可再次尝试或换其他β受体阻滞剂。

（3）心动过缓和传导阻滞：β受体阻滞剂造成的心率和心脏传导减慢通常没有症状，因此一般不需要处理。然而，如果当心动过缓伴随头晕及出现二度或三度传导阻滞时，应该减少β受体阻滞剂的剂量或停药。同时也应该考虑到药物间相互作用的可能性。同时植入起搏器或进行心脏同步化治疗是否能保留β受体阻滞剂的好处，目前还不十分清楚。

（4）低血压：β受体阻滞剂会造成低血压，通常无症状，但也会引起头晕、视物模糊。对于同时阻断α受体的β受体阻滞剂如卡维地洛，扩张血管的不良反应通常在应用初始剂量或剂量开始增加的24～48小时内出现，一般再次应用时会消失而不需要改变剂量。在一日不同时间服用β受体阻滞剂和ACEI可以减少低血压的危险。如这样无效，则需要暂时减少ACEI剂量。在容量不足的患者中，减少利尿药的剂量也会缓解低血压的症状，但减轻利尿药会增加继发液体潴留的危险。若低血压伴随临床低灌注时，β受体阻滞剂应减量或停用。

（五）伊伐布雷定

伊伐布雷定是窦房结通道的抑制剂，减慢窦性心律患者的心率，不降低心房颤动患者的心室率。研究表明，对于EF小于35%的窦性心律患者，在ACEI或ARB和β受体阻滞剂达到靶剂量或最大耐受剂量治疗后，心率仍大于70次/分的患者，给予伊伐布雷定可显著降低心血管死亡和心力衰竭再住院的联合终点。《2012年欧洲心脏病急慢性心力衰竭诊断与治疗指南》将其列为Ⅱa类药推荐。推荐起始剂量为2.5mg，每日2次，逐渐滴定至靶剂量7.5mg，每日2次。

（六）洋地黄

洋地黄糖苷通过抑制Na^+-K^+-ATP酶，减少心肌细胞的Na^+外流和K^+内流，细胞内Na^+增高促使肌浆网释放钙离子与Na^+交换，从而增强心脏的收缩力。这种正性肌力作用使心肌耗氧量增加，但同时又使心排血量增加，心室容积减少，室壁张力降低，而心率减慢又可降低心肌氧耗。两种作用综合的结果是心肌总的氧耗降低，提高心肌的做功效率。数十年以来，洋地黄在心力衰竭中的益处一直归功于这种正性肌力作用。然而，近期的证据表明，洋地黄的益处可能部分与非心肌组织中 Na^+-K^+-ATP 酶的抑制有关。迷走神经传入纤维 Na^+-K^+-ATP 酶的抑制可增加心脏压力感受器的敏感性，继而降低中枢神经系统的交感传出，减少了交感神经的兴奋性。另外，抑制肾脏的 Na^+-K^+-ATP 酶，可使肾小管对钠的重吸收减少，从而使转运至远端肾小管的钠增多而抑制肾脏的肾素分泌，间接减弱了 RAAS 的作用。如此看来，洋地黄还有减轻神经体液系统激活的作用，可能比其正性肌力作用更重要。

临床研究显示，轻、中度心力衰竭患者使用地高辛治疗 1～3 个月能改善症状，提高生活质量和运动耐量。《2012 年欧洲心脏病急慢性的心力衰竭诊断与治疗指南》推荐地高辛用于 LVEF 低于 40%且伴有心房颤动的有症状的患者的心率控制。而对于窦性心律的患者，与 ACEI 合用，可改善症状，但不降低病死率。由于地高辛并不能改善心力衰竭患者的病死率，且治疗窗窄，其应用价值较前有所下降。《2012 年欧洲心脏病急慢性的心力衰竭诊断与治疗指南》仅将地高辛推荐为Ⅱb 类指征。

心力衰竭合并慢性心房颤动是洋地黄的最佳适应证，在使用地高辛的基础上加用 β 受体阻滞剂更有效，特别是控制运动过程中的心率增快。为控制心力衰竭患者增快的心房颤动心率，地高辛应作为辅助用药，β 受体阻滞剂既能改善生存率，又能有效控制心率。对于窦性心律的心力衰竭患者，应首先使用利尿药、ACEI（或 ARB）和 β 受体阻滞剂，若治疗没有反应或心力衰竭的症状不能很好地控制，可考虑加用地高辛。另一种策略是对这种有症状的患者开始使用醛固酮抑制药，推迟加用地高辛，除非患者对治疗无反应或不能耐受醛固酮抑制药。如果患者先期已服用地高辛，但未服用 ACEI 或 β 受体阻滞剂，不必停用地高辛治疗，应及时开始使用神经激素拮抗剂。对于液体潴留或低血压等症状急性恶化的患者，并不推荐地高辛作为稳定心力衰竭症状的初始治疗，以往需要先洋地黄化的治疗方法已被摒弃。这样的患者应该首先接受心力衰竭的适宜治疗，如短期使用非洋地黄类正性肌力药物、血管活性药、利尿药或其他有利于改善症状的药物。在症状稳定后，可开始使用地高辛，并作为长期治疗策略的一部分。

如果患者有显著的窦房结或房室结阻滞，不应给予地高辛治疗，除非已安装了永久起搏器治疗。在服用其他抑制窦房结或房室结功能以及影响地高辛水平，例如胺碘酮或β受体阻滞剂等药物的患者，应谨慎使用洋地黄。心肌梗死后患者应慎用或不用地高辛，尤其是仍存在缺血症状时。

尽管有多种强心苷应用于心力衰竭的治疗，但地高辛是最常用也是唯一在安慰剂对照试验中评价过的。地高辛常以每日 0.125～0.25mg 的剂量起始和维持。如果患者超过 70 岁、肾功能受损或体重低，应以低剂量（每日或隔日 0.125mg）起始。心力衰竭治疗中很少使用或需要大剂量（例如每日 0.375～0.50mg）地高辛。不需要在起始治疗时使用负荷剂量。

尽管目前使用的地高辛的剂量比以往明显减少，但仍应注意它的不良反应，监测地高辛的血液浓度有助于降低不良反应。地高辛浓度大于 2ng/mL 要警惕洋地黄中毒的发生，但血药浓度有时与临床情况不一致，应结合临床考虑。地高辛的血药浓度在 0.5～1.0ng/mL 范围即有治疗作用，也很少发生不良反应。但也有研究显示，较低的地高辛血浆浓度（0.5～0.9ng/mL）能起到与较高地高辛浓度一样的预防心力衰竭恶化的作用。但总体表明，地高辛水平高于 1.0ng/mL 预后较差。以往认为地高辛浓度小于 2ng/mL 是安全的，但目前认为即使在这个浓度以下，仍可能产生不良心血管影响。有研究表明，长期服用地高辛过程中出现的再住院多数并非由于心力衰竭加重所致，而是发生了其他心血管事件，即使血清地高辛浓度在治疗范围内（0.5～2.0ng/mL）。同时地高辛治疗还增加发生心律失常或心肌梗死死亡的风险，这些作用抵消了地高辛对心力衰竭患者生存的益处。

大多数心力衰竭的患者都能很好地耐受地高辛治疗。但在实际应用中，尤其是在国内它的不良反应仍然很常见，这主要发生于大剂量应用地高辛或存在影响地高辛清除的因素，如药物的相互作用、肾功能不全、电解质紊乱等。故在低血钾、低血镁或甲状腺功能减退时；在同时应用大环内酯类抗生素、依曲康唑、环孢霉素 A、维拉帕米、奎尼丁时；在低体重和肾功能受损时，地高辛用量应适当降低，以减少中毒的可能。地高辛的主要不良反应包括：①心律失常：各种心律失常都可发生，最常见的是多形性室性期前收缩，尤其是发生在心房颤动的基础上，其他还有房室传导阻滞、各种交界性心律等；②胃肠道症状：如食欲缺乏、恶心、呕吐等；③神经系统症状：如头痛、失眠、抑郁、眩晕、视觉障碍、定向障碍和意识错乱。

发生洋地黄中毒时首先应停药，并积极寻找中毒的原因和及时纠正，如过度利尿产生的低血钾，需调整利尿药的用量。地高辛中毒表现一般多在 24 小时内消失。对洋地黄产生的快速室性心律失常，可使用苯妥英钠，先 125～250mg 注射用水稀释后 2～3 分钟内静脉注射，无效时每 5～10 分钟可再注射 100mg，共 2～3 次，以后改口服，50～100mg，每 6 小时 1 次，用 2～3 日。该药偶有抑制呼吸、嗜睡和引起短暂低血压的不良反应，应予以注意。还可使用钾盐，口服或静脉滴注。一般静脉使用 1g 的钾盐，多数患者的心律失常可以消失。利多卡因也有一定疗效，在没有苯妥英时可以使用。室上性心律失常可用维拉帕米、地尔硫䓬及 β 受体阻滞剂，但应注意其负性肌力作用使心力衰竭加重。洋地黄引起的缓慢心律失常可用阿托品或临时心脏起搏治疗。异丙肾上腺素可引起室性心律失常不提倡使用。

（七）血管扩张药

有两种传统血管扩张药用于心力衰竭的治疗：一种是硝酸异山梨酯，另一种是肼屈嗪。

（1）硝酸异山梨酯：硝酸异山梨酯是首先报道的对慢性心力衰竭治疗有益的药物之一。研究表明，硝酸盐可抑制异常的心肌和血管的生长，并因此改善心室重构过程和心力衰竭的症状。对已采用充分的治疗后仍有劳力性气短症状的患者，使用硝酸异山梨酯有帮助。目前虽然缺乏单独应用硝酸盐改善生存率的研究，但临床上还是经常使用，尤其是在其他治疗方法都已使用，患者还有症状时。长期使用硝酸盐很容易发生耐药，故使用时应给予至少 10 小时的"无硝酸盐的间歇期"和联合应用 ACEI 或肼屈嗪。硝酸盐一个共同的不良反应是头痛和低血压，在使用的过程中应注意。

（2）肼屈嗪：对静脉张力和心脏充盈压影响很小。与硝酸盐合用是为扩张静脉和动脉。除对血管的直接作用外，肼屈嗪理论上还可影响与心力衰竭进展相关的生化和分子机制，以及减少硝酸盐耐药的发生。但肼屈嗪单独用于心力衰竭治疗的资料尚少，也很少有人将它单独用于心力衰竭的治疗中。肼屈嗪联合硝酸盐用于黑种人心力衰竭的临床研究表明，对已使用地高辛和利尿药，但未使用 ACEI 或 β 受体阻滞剂治疗的心力衰竭患者，肼屈嗪和硝酸异山梨酯可减少病死率，但并不减少住院率。但在其他人群中能否产生该种益处仍需研究。

现有心力衰竭指南推荐在 LVEF 低于 40% 且症状明显的患者，联合肼屈嗪和硝酸异山梨酯可作为不耐受 ACEI 和 ARB 类药物的替代治疗。在联合 ACEI、β 受体阻滞剂和 ARB 或醛固酮抑制药仍不能控制心力衰竭症状的患者可考虑加用肼屈嗪和硝酸异山梨酯，尤其适用于非美洲裔的患者。然而这种治疗的顺应性常较差，很多患者不能耐受其靶剂量。原因是药片数量多且不良反应发生率高（主要是头痛和胃肠道不适）。

（八）非药物治疗

1.心脏再同步治疗（Cardiac resynchronization therapy，CRT）

心力衰竭患者往往合并传导异常，致房室、室间和（或）室内运动不同步，大约 1/3 低射血分数（Ejection fraction，EF）和 NYHAH Ⅰ～Ⅳ级的心力衰竭患者 QRS 增宽大于 120 毫秒，表现为典型的心室收缩不同步。判定是否存在心脏不同步目前还没有统一的、理想的方法，若以 QRS 时限延长超过 120 毫秒进行的 CRT 治疗，仍有 20%～35% 的患者疗效不佳，说明术前可能不存在心脏不同步。仅以 QRS 时限为判断标准不能敏感和特异地反映机械运动不同步。超声心动图是目前使用最多的一种判断心脏不同步的有效方法，但尚需统一标准和规范检测技术。

中华医学会心电生理和起搏分会组织了 CRT 专家工作组，根据美国心脏学会/美国心脏病协会（ACC/AHA）和欧洲心脏病学会（ESC）的指南，结合我国的情况，提出我国 CRT 治疗的适应证。

既往指南仅将 NYHAⅢ～Ⅳ级的 QRS 波增宽的患者列入 CRT 的适应证。最新的研究表明，CRT 治疗显著降低 NYHA Ⅱ级、QRS 超过 150 毫秒、EF 超过 30% 的窦性心律心力衰竭患者的病死率。因此，《2012 年欧洲心脏病学会急慢性心力衰竭诊断与治疗指南》已将这类患者列为Ⅱa 类的推荐。

2.植入型心脏转复除颤器的治疗

植入型心脏转复除颤器（ICD）的主要作用是预防心力衰竭患者的猝死。研究表明，心功能在Ⅱ～Ⅲ级的心力衰竭患者中，猝死是主要的死亡方式，占50%以上，在更严重的心力衰竭患者中，也有1/3左右的死亡为猝死引起的。引起猝死的主要原因是室性心律失常。因此，预防和治疗室性心律失常对防止心力衰竭患者猝死意义重大。

β受体阻滞剂、ACEI、醛固酮抑制药都被证实能减少猝死的发生，但抗心律失常药却没有益处，胺碘酮虽然也是一个抗心律失常药，但对心力衰竭患者的生存作用是中性的。决奈达隆和Ⅰ类抗心律失常药不推荐用于心力衰竭合并心律失常患者的治疗，因为在临床研究中发现，这些药物可增加心力衰竭患者的再住院及猝死的风险。

曾经有过心搏骤停或持续性室性心律失常的患者植入ICD可降低病死率，若这类患者临床稳定，应用ICD作为二级预防可以延长生存期。有过不明原因晕厥的低EF慢性心力衰竭患者猝死的发生率高，也建议应用ICD，但是对于进展性的、心力衰竭状态不可逆持续恶化的患者，不建议植入ICD来预防猝死的发生，因为这些患者可能短期内由于不同方式死亡，但少数准备行心脏移植等特殊治疗的患者排除。

作为一级预防，《2012欧洲心脏病学会急慢性心力衰竭诊断与治疗指南》推荐将ICD应用于经过优化药物治疗（包括β受体阻滞剂、ACEI或ARB醛固酮抑制药）后EF大于35%、轻至中度心力衰竭症状、预期生存超过1年的心肌梗死后超过40日的缺血性心肌病或非缺血性心肌病患者。而美国和中国心力衰竭指南推荐更谨慎，建议用于EF小于30%的患者。对于EF在30%～35%的患者尚存争议，电生理检查能诱发室性心动过速者可以考虑。

ICD手术具有一定的风险（安置成功率为92%左右，2%～3%的电极脱位，手术并发症），心房颤动时常误放电致使不少患者难以忍受，同时右心室起搏还有加重心力衰竭的潜在危险。因此，在植入ICD之前，应告知患者心脏预后，包括猝死与非猝死危险，ICD的有效性、安全性与危险性以及ICD放电相关事件的发生。患者及其亲属应充分理解ICD并不改善临床状态，也不能延缓心力衰竭进展，更为重要的是，应告知日后可能由于生活质量下降或预期的存活期缩短，需要取消除颤装置功能。

3.体外反搏

将体外反搏用于治疗 EF 降低的心力衰竭的早期研究结果令人满意。但在获得更多的数据之前，不推荐在有症状的左心室 EF 降低患者中常规应用这一方法。

4.呼吸支持技术

心力衰竭患者中睡眠呼吸障碍的发生率可达 60%以上，有研究表明，夜间吸氧和持续正压通气装置可以改善症状，但是否可以改善预后，还有待于进一步研究。

5.正在研究的外科方法

目前正在进行临床评估的一种包裹心脏的网罩装置，用双向聚酯织物制成，使心肌能够收缩但将其向周围扩张限制在网内，从而抑制了心室的重构。欧洲和美国正在进行临床研究，评价这种装置在患者中应用的安全性和有效性。

6.细胞再生治疗

心力衰竭的基本原因是心肌细胞的丧失，任何治疗手段都无法使已死亡的心肌细胞再生，也无法逆转心力衰竭患者心肌细胞死亡的过程。近年来，对干细胞的研究为心力衰竭的治疗带来了希望。利用干细胞可以定向分化的特点，将干细胞注射到心肌内，使干细胞成活并分化成心肌细胞来达到治疗心力衰竭的目的。实验研究表明，这是一个很有前景的治疗方法，接收干细胞移植的心力衰竭实验动物，心功能都有不同程度的改善。临床上也有很多研究报道了干细胞治疗的有效性，LVEF 可以明显提高。这些研究大都是在 AMI 后患者中实施的，也有部分是一般的心力衰竭患者。然而，这些研究观察的病例数都很少，最多的 200 人，而且绝大多数都没有对照组。仅有的 4 项随机对照研究样本量也不大，而且结果很不统一。因此，目前还不能认定干细胞疗法是一个有效的治疗心力衰竭方法。

第二节 急性心力衰竭

急性心力衰竭（Acute heart failure，AHF）是指急性发作或加重的左心功能异常所致的心肌收缩力降低、心脏负荷加重，造成急性心排血量骤降、肺循环压力升高、周围循环阻力增加，引起肺循环充血而出现急性肺淤血、肺水肿并可伴组织、器官灌注不足和心源性休克的临床综合征，以左心衰竭最为常见。急性心力衰竭可以在原有慢性心力衰竭基础上急性加重或突然起病，发病前患者多数合并有器质性心血管疾病，可表现为收缩性心力衰竭，也可以表现为舒张性心力衰竭。急性心力衰竭常危及生命，必须紧急抢救。

急性心力衰竭常危及生命，是心内科常见的急危重症，需要紧急治疗。其定义为心功能不全的症状和体征急骤发作。临床上，无论既往有无心脏病病史均可发生急性心力衰竭。心功能不全的原因可以是收缩功能不全或是舒张功能不全，也可以是心律失常、心脏前负荷或后负荷过重。

临床所见的急性心力衰竭大多数是慢性心力衰竭急性失代偿引起的，仅少部分为新发生的急性心力衰竭。冠心病是急性心力衰竭的主要病因，占60%～70%，尤其是在老年人当中。年轻患者中，急性心力衰竭的常见病因为扩张性心肌病、心律失常、先天性瓣膜病和心肌炎。

急性心力衰竭常常伴有其他脏器的终末性疾病，尤其是代谢性疾病，如严重冠心病、高血压、糖尿病、心肌肥厚、肾脏疾病、呼吸道疾病等。一旦发生过急性心力衰竭，预后很差。在住院的急性失代偿性心力衰竭中，60日的病死率为9.6%，若合并再住院率统计则达35.2%。AMI患者出现严重心力衰竭则病死率更高，一年的病死率达30%。发生急性肺水肿者，院内病死率高达12%。

一、临床表现

（一）病史和表现

有心脏病病史，冠心病、高血压和老年性退行性心瓣膜病为大多数老年人的主要病因。风湿性心瓣膜病、扩张型心肌病、急性重症心肌炎等常为年轻人的主要病因。

（二）诱发因素

常见的诱因有慢性心力衰竭治疗缺乏依从性、心脏容量超负荷、严重感染、严重颅脑损害或剧烈的精神心理紧张与波动、大手术后、肾功能减退、急性心律失常、支气管哮喘发作、肺栓塞、高心排血量综合征、应用负性肌力药物、应用非固体抗炎药、心肌缺血、老年急性舒张功能减退、吸毒、酗酒、嗜铬细胞瘤等。

（三）呼吸困难

呼吸困难是左心衰竭较早出现的主要症状。

1. 劳力性呼吸困难

呼吸困难最先仅发生在重体力活动时，休息时可自行缓解。正常人和心力衰竭患者劳力性呼吸困难之间主要差别在于后者在正常人活动量时也会出现呼吸困难的加重。随左室功能不全加重，引起呼吸困难的劳力强度逐步下降。

2. 夜间阵发性呼吸困难

阵发性呼吸困难常在夜间发作。患者突然醒来，产生严重的窒息感和恐怖感，并迅速坐起，需 30 分钟或更长时间后方能缓解。通常伴有两肺哮鸣音，称为心源性哮喘。其发生的可能机制与卧床后间质液体重吸收和回心血量增加，睡眠时迷走神经张力增高，使小支气管痉挛及卧位时膈肌抬高，肺活量减少等因素有关。它是急性左心衰竭肺淤血或慢性肺淤血急性加剧的临床表现。阵发性呼吸困难分两类：①急性左心衰竭引起的，以左心衰竭为主，较多见。左心衰竭常见的体征有：A. 交替脉，节律正常而交替出现强-弱的脉搏。随着心力衰竭加重，交替脉可在触诊周围动脉时被检出。其发生机制为：a. 参与心室每搏收缩的心肌纤维多少不同。弱脉时因部分心肌处于相对不应期，参与心室收缩的心肌纤维少，心肌收缩力较弱，而下次收缩时，全部心肌均处于反应期，参与心室收缩的心肌纤维多，搏出量多，故脉搏强；b. 由于心肌舒张程度不等所致。B.室性奔马律是左心衰竭的常见体征，于左侧卧位时心尖部或心尖内侧最易听到，呼气时增强。C.肺部啰音，开始时肺部可无啰音或仅有哮鸣音，但很快于两肺底部出现湿性啰音，且由下而上迅速布满整个肺部，严重时全肺均有粗大的啰音，有如沸水的水泡音。②二尖瓣狭窄所引起的，以左心房衰竭为主。但临床表现两者相同。典型者均发生在夜间平卧后或熟睡数小时后突然憋醒，被迫坐起，呼吸急促或伴有咳嗽。轻者，坐起后数分钟可缓解；重者伴咳嗽、咳泡沫痰和哮喘，称为心源性哮喘。阵发性呼吸困难发生的机制是睡眠1～2小时后，身体水肿液被逐渐吸收，静脉回流增加，使患者心脏容量加重，夜间睡眠时呼吸中枢不敏感，待肺部淤血和缺血达到一定程度时才出现急促的呼吸。心源性哮喘发作时，动脉压升高，肺动脉压和毛细血管压也升高，如果升高的动脉压突然下降则是恶兆。

3. 端坐呼吸

卧位时很快出现呼吸困难，常在卧位1～2分钟出现，需用枕头抬高头部。卧位时回心血量增加，左心衰竭使左室舒张末期压力增高，从而肺静脉和肺毛细血管压进一步升高，引起间质性肺水肿，降低肺顺应性，增加呼吸阻力而加重呼吸困难。

端坐呼吸是急性左心衰竭的特有体征。表现为平卧时呼吸急促，斜卧位时症状可明显缓解。严重时，患者被迫采取半坐位或坐位，故称端坐呼吸。最严重的病例，常坐在床边或靠背椅上，两腿下垂，上身向前弯曲，借以增强呼吸肌的作用。这是一种减轻肺淤血的代偿机制。正常人平卧时，肺活量平均下降5%，而端坐呼吸的患者，平卧时肺活量平均下降25%，说明肺淤血和肺僵硬度更为加重。

引起呼吸困难的机制是：①肺毛细血管压的增高刺激位于血管床旁的迷走神经纤维，反射性地兴奋呼吸中枢产生丘-柯反射，使呼吸增快；②肺血增多，肺毛细血管床体积增大，使肺泡的体积相应地减小，肺的顺应性降低，也即吸气时需要更大的负压才能使肺泡膨胀，呼气时需求较大的正压才能使肺泡萎陷，因而呼吸肌需要额外地加强工作；③肺毛细血管床的增大，压迫小支气管，使通气阻力增加。患者被迫坐起后，由于血液的重新分布，肺循环血量减少，症状随之缓解。

4.急性肺水肿

急性肺水肿是心源性哮喘的进一步发展。

(1) 咳嗽、咳痰和咯血：咳嗽是较早发生的症状，常发生在夜间，坐位或立位时咳嗽可减轻或停止。痰通常为浆液性，呈白色泡沫状，有时痰内带血丝，如肺毛细血管压很高，或有肺水肿时，血浆外渗进入肺泡，可有粉红色泡沫样痰。

(2) 体力下降、乏力和虚弱：这是患者几乎都有的症状，最常见原因是肺淤血后发生呼吸困难，以及运动后心排血量不能正常增加，心排血量降低导致组织器官灌注不足有关。老年人可出现意识模糊、记忆减退、焦虑、失眠、幻觉等精神症状。动脉压一般正常，但脉压减小。

(3) 泌尿系统症状：左心衰竭血流再分配时，早期可以出现夜尿增多。严重左心衰竭时心排血量重度下降，肾血流减少而出现少尿，或血尿素氮、肌酐升高并有肾功能不全的相应表现。

急性肺水肿是肺毛细血管压急剧而且持续增高的结果，毛细血管内液体大量外渗而不能被淋巴组织所吸收。液体首先外渗到肺间质，使肺泡受挤压，缩小了气体交换的有效面积，同时使肺的顺应性降低，导致重度呼吸困难。肺间质的液体还可以压迫细支气管，进一步使呼吸困难加重，发出有如哮喘的哮鸣音，称为"心源性哮喘"。凡是左室舒张期末压、左房压和肺毛细血管压力升高超过30mmHg者即可发生肺水肿。

5.间质性肺水肿期

有呼吸困难，但无泡沫痰。端坐呼吸、皮肤苍白，常有发绀。部分患者可见颈静脉怒张，肺部可闻及哮鸣音，有时伴有细湿啰音。

6.肺泡内肺水肿期

有频繁咳嗽、极度呼吸困难、咳粉红色泡沫样痰等症状。双肺满布大中水泡音伴哮鸣音。

7.休克期

血压下降、脉搏细速、皮肤苍白、发绀加重、冷汗淋漓、意识模糊。

8.临终期

呼吸与心律严重紊乱，濒于死亡。根据心脏排血功能减退的程度、速度和持续时间的不同，以及代偿功能的差别还可有下列不同表现。

（1）心源性晕厥：由于心脏本身排血功能减退，心排血量减少引起脑部缺血、发生短暂的意识丧失，称为心源性晕厥。晕厥发作持续数秒时可有四肢抽搐、呼吸暂停、发绀等表现，称为阿-斯综合征。发作大多短暂，发作后意识常立即恢复。主要见于急性心脏排血受阻或严重心律失常。

（2）心源性休克：由于心脏排血功能低下导致心排血量不足而引起的休克，称为心源性休克。心排血量减少突然且显著时，机体来不及通过增加循环血量进行代偿，但通过神经反射可使周围及内脏血管显著收缩，以维持血压并保证心和脑的血供。临床上除一般休克的表现外，多伴有心功能不全，肺楔嵌压升高，颈静脉怒张等表现。

二、辅助检查

1. 心电图

心电图常可提示原发疾病。

2. X 线检查

X 线检查可显示肺淤血和肺水肿。

3. 超声心动图

超声心动图可了解心脏的结构和功能、心瓣膜状况、是否存在心包病变、急性心肌梗死的机械并发症、室壁运动失调、左室射血分数（LVEF）。

4. 动脉血气分析

监测动脉氧分压（PaO_2）、二氧化碳分压（$PaCO_2$）。

5. 实验室检查

血常规和血生化检查，如电解质、肾功能、血糖、白蛋白及 C 反应蛋白。

6. 心力衰竭标志物

诊断心力衰竭的公认的客观指标为 B 型利钠肽（BNP）和 N 末端 B 型利钠肽原（NT-proBNP）的浓度增高。

7. 心肌坏死标志物

检测心肌受损的特异性和敏感性均较高的标志物是心肌肌钙蛋白 T 或 I

（CTnT 或 CTnI）。

三、治疗

急性心力衰竭或慢性心力衰竭急性失代偿是临床急症，起病急、进展快、变化多、并发症多、病死率高，需争分夺秒积极抢救。近几年来，随着新概念、新药物、新器械、新技术的引入，急性心力衰竭的救治水平大大提高，临床预后也有明显改善。但迄今为止，尚无任何一种药物研究结果显示可显著降低急性心力衰竭患者的病死率。《2005 年欧洲心脏病学会急性心力衰竭诊断和治疗指南》，确定了急性心力衰竭的短期、中期和长期治疗目标，为临床实践提供了参考依据。

（一）一般治疗

1. 监护

所有患者应严密监护呼吸、血压、心电图和血氧饱和度及肝肾功能和电解质。对血流动力学不稳定或合并严重肺疾病者可考虑血流动力学监测，这有利于鉴别心源性心力衰竭或非心源性心力衰竭，并指导治疗和观察疗效，包括肺毛细血管楔嵌压、心排血量、心脏指数的测定。不加选择地应用有创导管技术，不仅没有帮助，反而增加病死率。肺毛细血管楔嵌压、心排血量、心脏指数数值的解释应该谨慎，需要紧密结合临床综合考虑。在很多情况下它们并不准确，不能准确反映左心室舒张末压。如存在瓣膜疾病、慢性阻塞性肺疾病、机械通气及左心室僵硬（如左心室肥厚、糖尿病、使用正性肌力药物、肥胖和心肌缺血等）等。严重三尖瓣反流常高估心排血量。中心静脉压测定相对肺动脉导管术简单、安全，可优先考虑用于观察血流动力。

①对已经在服用利尿药的患者，推荐用现有口服剂量的 2.5 倍，需要时可重复。②脉冲式光电血氧计氧饱和度（PaO_2）低于 90% 或低于 60mmHg（<8.0kPa）；③通常以 40%～60% 的氧浓度开始，逐步使 SpO_2 大于 90%，对存在 CO_2 潴留的患者需要谨慎。④如 4～8mg 吗啡加 10mg 甲氧氯普胺，观察呼吸抑制，需要时可重复。⑤皮肤冷、脉搏弱、尿量少、意识障碍、心肌缺

血。⑥如开始静脉输入多巴酚丁胺 2.5mg/（kg·min），根据反应或耐受情况（加量通常受到心率过快、心律失常或心肌缺血的限制），每 15min 剂量加倍。罕见需要大于 20mg/（kg·min）的剂量。多巴酚丁胺甚至可有轻度血管扩张活性，因其肾上腺能受体兴奋作用所致。⑦应定期观察患者的症状、心率、节律、SpO_2、收缩压和尿量，直到病情稳定恢复。⑧如开始以 10μg/min 静脉输入，根据反应和耐受情况（加量通常受低血压限制）每 10 分钟剂量可加倍。但罕见需要大于 100μg/min 的剂量。充分反应包括呼吸困难减轻和尿量足够（在前 2 小时尿量＞100mL/h），伴有氧饱和度增加（如有低氧血症）且通常心率和呼吸频率降低（应见于 1～2 小时）。外周血流也可增多，表现为皮肤血管收缩减少、皮温增高，皮肤颜色改善，肺部啰音也减少。⑨患者感觉舒适且尿量足够，可考虑撤除静脉治疗（以口服利尿剂治疗）。⑩评估与心力衰竭相关（呼吸困难、端坐呼吸、阵发性夜间呼吸困难）和与合并症相关（如由于心肌缺血所致胸痛）及与治疗相关的不良反应（如症状性低血压）的症状。评估外周和肺充血、肺水肿、心率和节律、血压、外周灌注、呼吸频率和呼吸用力。还应检查心电图和血液生化、血液学（贫血、电解质紊乱、肾衰竭）。应检查脉冲式血氧定量（或动脉血气测定）并做超声心动图（如果还没有做的话）。

2. 氧疗和通气支持

应保证组织获得最大供氧，使 SaO_2 维持在 95%以上，以防止组织器官的损害。单纯鼻导管吸氧效果不确切。近年来，提倡无创通气支持，因通气支持能使肺复张，减少肺残气量、改善肺顺应性、降低跨膈压差和膈肌活动，使呼吸做功减少，同时还可以减少肺血管的渗出，从而提高氧供、减轻肺水肿，使患者的症状改善，同时还减少了气管插管的需要。但对患者的长期预后目前还没有看到益处。目前有两种无创方法进行通气支持，一种是持续气道正压(Continuous Positive Airway Pressure，CPAP)，另一种是无创性正压机械通气(Non invasive positive pressure mechanical ventilation，NIPPY)。两者都是通过密封良好的面罩和辅助的机械通气完成的，前者为持续性呼气末正压通气，后者为在前者的基础上，吸气末也给予一定的压力，也称为双向或双水平正压通气（BiPAP），目前已有小型的 BiPAP 供临床使用，该项技术简单而易于操作。这两种方法都能够提高患者的氧供，迅速缓解症状和体征，减少气管插管的使用，但 BiPAP 可进一步增加胸腔内平均压力、减少呼吸做功和全身代谢的需求而获益更大。但近期有一项随机对照研究显示，无论是何种类型的无创通气均不能降低病死率和气管插管率，因此无创通气治疗被推荐用于改善药物治疗无效的肺水肿和重度呼吸窘迫患者的症状。若患者在充分的药物及无创通气支持的治疗下仍然效果差，导致严重低氧血症、酸中毒、呼吸肌疲劳、意识障碍时，应考虑气管插管机械通气。但 AMI 伴急性肺水肿可直接行气管插管机械通气。

3. 相关疾病的处理

（1）感染：合并感染是诱发急性心力衰竭或加重心力衰竭的重要原因，应给予充分重视。对没有感染迹象者应注意预防感染，如保持进入体内的导管、插管的清洁，适当的体位变化利于排痰，定期的体液或分泌物培养及血常规观察等。一旦怀疑存在感染，应给予积极有效的抗生素治疗。

（2）糖尿病：糖代谢紊乱很常见，此时应采用短效胰岛素积极有效地控制血糖，血糖正常能提高糖尿病患者的生存率。

（3）肾衰竭：肾衰竭与急性心力衰竭两者可互为因果，形成恶性循环。应严密监测肾功能变化，避免使用肾损害药物。

（4）分解代谢状态：急性心力衰竭常有热量不足和负氮平衡，这将影响患者对治疗的反应和恢复。治疗过程中应注意维持热量和氮平衡。

（5）心律失常：有研究显示，急性心力衰竭中 42%的患者有心房颤动，2%的患者有致命性室性心律失常，AMI 时还常见缓慢心律失常。对有心房颤动的患者应控制心率，可以考虑使用洋地黄、胺碘酮，必要时还应电复律。室性心律失常不主张使用 I 类抗心律失常药，但可使用胺碘酮。持续性室性心动过速应电复律，同时还应积极寻找引起心律失常的病因并给予纠正。

（6）血栓栓塞：一项调查显示，急性心力衰竭静脉血栓栓塞的发生率并不高。ESC 指南没有明确是否所有急性心力衰竭患者都应该接受抗凝治疗。但对 ACS 或超过 48 小时的心房颤动应该抗凝治疗。

（二）药物治疗

1. 吗啡

吗啡具有扩张静脉、中度扩张动脉，减慢心率和镇静的作用，用于严重急性心力衰竭的早期特别是伴烦躁和呼吸困难时。一般先给 3～5mg，稀释后缓慢静脉注射，无效时可重复给药，但应注意吗啡对呼吸和血压的抑制作用。血压已经降低的患者应慎用。

2. 血管扩张药

使用血管扩张药可以降低血压，降低外周阻力、降低前负荷和增加心排血量。但并无证据表明，这类药物可显著地缓解呼吸困难或改善预后。因此，这类药物最适用合并高血压的急性心力衰竭患者，而应避免应用于收缩压小于 110mmHg 的患者。血压的过度降低会增加急性心力衰竭患者的病死率。血管扩张药还应慎用于重度二尖瓣或主动脉瓣狭窄的患者。

（1）硝酸盐：急性左心衰竭时，硝酸盐在不降低每搏量、不增加心肌氧耗的前提下，减轻肺淤血，特别适用于急性冠脉综合征的患者。临床使用的硝酸盐有 3 种：①硝酸甘油，它也扩张静脉；②5-单硝酸盐，它是硝酸甘油体内代谢的活性产物，与硝酸甘油的作用相似，但不良反应可能减少；③二硝胺异山梨醇酯，它除可扩张静脉外，还有一定的扩张动脉作用。这 3 种药物都可以使用，一般静脉滴注使用，起始剂量为 0.5mg/（kg·min），根据血压及病情可逐渐增加剂量直至满意。硝酸盐降低血压作用明显，部分患者还可出现严重的头痛，应予以注意。此外长时间地使用硝酸盐还可产生耐药，使治疗效果下降。出现耐药时，可考虑间断性给药或暂时换用其他药物，突然停药会引起反跳，故应逐渐减少剂量后停用。

（2）硝普钠：适合于严重心力衰竭患者和原有后负荷增加的患者（如高血压心力衰竭或二尖瓣反流）。硝普钠降压作用强大，迅速使用时应严密监测，血压过度下降可造成病情恶化。应先从小剂量开始，即 0.25mg/（kg·min），然后逐渐增加剂量，最大可达 10mg/（kg·min）。静脉使用时应注意避光，日光可使硝普钠变质。硝普钠内含氰化物，长时间使用可致氰化物蓄积中毒，一般不要使用超过 72 小时。

（3）脑利钠肽：脑利钠肽作为一种肽类血管扩张药也被推荐用于急性心力衰竭。它能够扩张静脉、动脉、冠状动脉，由此降低前负荷和后负荷，在无直接正性肌力的情况下，增加心排血量。研究显示，其改善血流动力学的作用优于硝酸甘油和正性肌力药物。ESC 推荐的用法为先静脉注射 2mg/kg 的负荷剂量，然后以 0.015～0.03mg/（kg·min）的浓度静脉滴注 24～72 小时。国内使用的剂量略小，先静脉注射 1.5μg/kg 的负荷剂量，然后以 0.0075μg/（kg·min）的浓度静脉滴注。

（4）乌拉地尔：乌拉地尔是一种 α 受体抑制剂，具有较强的扩张血管作用，对心率影响不大，近年来国内使用得比较普遍。该药紧急情况下可静脉注射，紧急时可先缓慢注射 25～50mg，之后以 1～3μg/（kg·min）的速度静脉滴注，也可不用负荷剂量直接静脉滴注。

3. 利尿药

利尿药缓解症状的益处在临床上已被广泛认可，在急性心力衰竭时是一线治疗药物。临床首选袢利尿药：如呋塞米、布美他尼、托拉塞米等。如呋塞米可先给予负荷剂量，20～40mg，静脉注射，之后可视病情反复给药。利尿药与血管扩张药及正性肌力药物合用效果更好，并可减少不良反应及利尿药抵抗。后者指在尚未达到治疗目标（水肿缓解）时，利尿药的作用减弱或消失。与血容量不足、神经激素作用、钠离子吸收反弹、肾血流灌注低下、肾功能损害及药物或食物（如摄盐过多）等因素有关。出现利尿药抵抗者预后差。

出现利尿药抵抗时可增加剂量和使用频度，或大剂量静脉用药，或联合多种作用机制不同的利尿药，或与多巴胺或多巴酚丁胺联合应用，并减少ACEI 剂量、限制钠盐、纠正电解质紊乱和血容量不足，若仍无效可考虑血液滤过治疗。

4. 正性肌力药物

心排血量严重降低导致外周低灌注（低血压、肾功能下降），伴或不伴有淤血或肺水肿，或者使用最佳剂量的利尿药和血管扩张药无效时，可考虑使用正性肌力药物。但使用正性肌力药有潜在的危害性，因为它增加耗氧量、钙负荷，有潜在诱发心肌缺血和心律失常的风险，所以应谨慎短时间使用。

严重的不伴有外周低灌注时，使用正性肌力药争议很大。有证据表明，此时使用这类药物，尽管血流动力学改善，但病死率增加。

（1）多巴胺：小剂量的多巴胺[$<3\mu g/$（kg·min）]仅作用于外周多巴胺受体，直接或间接降低外周阻力。大剂量[$>3\mu g/$（kg·min）]则直接或间接刺激β受体，增加心肌的收缩力和心排血量。当剂量超过 $5\mu g/$（kg·min）时，它作用于α受体，增加外周血管阻力。急性心力衰竭血压降低或偏低，伴尿少的患者，使用小剂量的多巴胺可增加肾血流量，有利尿作用，大剂量则以升高血压为主。虽然多巴胺对低血压患者效果明显，但增加左心室后负荷、升高肺动脉压力和肺阻力，反而有害。

（2）多巴酚丁胺：多巴酚丁胺主要通过刺激β受体产生剂量依赖性的正性变时、变力作用，并反射性地降低交感张力和血管阻力。多巴酚丁胺用于外周低灌注（低血压，肾功能下降），伴或不伴有淤血或肺水肿及使用最佳剂量的利尿药和血管扩张药无效时。它的起始静脉滴注速度为 $2\sim3\mu g/$（kg·min），然后根据症状、尿量反应或血流动力学监测结果来调整静脉滴注速度，滴速最大可以增加到 $20\mu g/$（kg·min）。其作用和剂量成正比。在静脉滴注停止后，其作用很快消失，使用也很方便。

（3）磷酸二酯酶抑制药（PDEI）：用于治疗心力衰竭的 PDEI 主要抑制β型磷酸二酯酶，从而降低了 cAMP 的降解，使心肌及血管平滑肌细胞内 cAMP 浓度增加，因此使由 cAMP 介导的细胞内钙离子浓度增加，继而产生明显的正性肌力、松弛性以及扩张外周血管效应，由此增加心排血量和搏出量，同时伴随有肺动脉压、PCWP 的下降和全身及肺血管阻力下降。临床上使用的 PDEI 有氨力农、米力农和依诺西蒙，在对急性心力衰竭患者使用时，它们在血流动力学方面的作用介于纯粹的血管扩张药（如硝普钠）和多巴酚丁胺之间。因为它们的作用与β受体激动无关，所以在使用β受体阻滞剂的同时，PDEI 仍能够保留其效应。米力农其作用更强大，而不良反应小。临床使用：氨力农常规剂量为 0.25mg/（kg·min）静脉滴注；米力农先缓慢静脉推注 25mg/kg 的负荷剂量，然后再以 0.375~0.75μg/（kg·min）的速度静脉滴注。依诺西蒙开始静脉推注 0.5~1mg/kg，然后再继续以 5~20mg/（kg·min）的速度静脉滴注。PDEI 在一定的范围内药效与剂量成正比，超过范围后，剂量增加并不能增强药效，反而使心律失常发生率增加。

（4）左西孟旦：使用时通常先给一负荷量，6～12μg/kg，缓慢静脉注射，然后再以 0.05～0.10μg/（kg·min）的速度静脉滴注。它的血流动力学效应呈剂量依赖性，静脉滴注速度最大可以提高到 0.2μg/（kg·min）。

5. 托伐普坦

托伐普坦是一种血管升压素 V_2 受体拮抗剂，用于合并低钠血症的心力衰竭患者。多项托伐普坦治疗急性心力衰竭的临床研究表明，托伐普坦单用或与呋塞米合用，可显著增加心力衰竭患者的尿量，减轻体重，改善血流动力学。现在市场上的托伐普坦，商品名为苏麦卡，推荐剂量为 15mg，每日 1 次口服，主要不良反应为口干和脱水。

6. 松弛素

重组人松弛素-2（serelaxin）是一种具有多种生物学和血流动力学作用的血管活性肽激素。RELAX-AHF 是一项国际性、双盲、安慰剂对照临床试验研究，纳入急性心力衰竭院内患者，在发病 16 小时内随机给予 48 小时静脉输注 Serelaxin（每日 30μg/kg）或安慰剂。该研究共纳入 1161 例患者，Serelaxin 较安慰剂显著改善了呼吸困难主要终点，但对于另一项主要终点没有显著作用。药物对心血管死亡、心力衰竭再入院、肾衰竭以及院外生存时间的次要终点无显著影响。不过，Serelaxin 可显著降低其他预设的终点，包括第 180 日死亡例数更少。

7. 洋地黄

不推荐在急性心肌梗死伴急性心力衰竭时使用洋地黄。对心动过速如心房颤动诱发的心力衰竭，若其他药如 β 受体阻滞剂不能有效地控制心率，是使用洋地黄的一个指征。国内常使用毛花苷 C，一般首剂 0.2～0.4mg 稀释后缓慢静脉注射，20～30 分钟后可重复使用，最大剂量不要超过 1.2mg。

8. 钙通道阻滞剂

《2021 ESC 急慢性心力衰竭诊断和治疗指南》强调在急性心力衰竭治疗中不推荐使用钙通道阻滞剂。地尔硫䓬、维拉帕米和二氢吡啶类应视为禁忌。但日本厚生省批准尼卡地平可以用于急性心力衰竭，用法为 0.5～1μg/（kg·min）持续静脉滴注。

9. 血管紧张素转化酶抑制剂（ACEI）

ACEI 对早期不稳定的急性心力衰竭无明确的使用指征，但对冠心病高危患者发生的急性心力衰竭早期使用有一定作用。但是选择什么样的患者及何时开始用药仍有争论。在心排血量处于边缘状况时，应谨慎使用 ACEI，因为它可以明显降低肾小球滤过率，使肾功能恶化。使用 ACEI 应从小剂量开始，48 小时后再谨慎地逐渐增加剂量。

10. β 受体阻滞剂

目前尚无应用 β 受体阻滞剂治疗急性心力衰竭的研究。相反，急性心力衰竭患者应禁止使用 β 受体阻滞剂。若患者为慢性心力衰竭，正在使用 β 受体阻滞剂，此次因心力衰竭恶化求治，可不必停用 β 受体阻滞剂，但症状明显者应使用正性肌力药物，其中 PDEI 因与 β 受体无关，两药一起使用不会互相干扰。若出现严重心动过缓、低血压则要减量，甚至停药。病情稳定后，应尽早开始使用，并逐步滴定至最大耐受剂量或靶剂量。

11. 氨茶碱及受体激动剂

现有的急性心力衰竭指南当中没有推荐氨茶碱作为治疗心力衰竭的用药，但在急性心力衰竭合并支气管痉挛，如哮喘、支气管炎时，可以同时使用 β 受体激动剂一类的气管扩张药，通常使用吸入剂。氨茶碱在国内使用比较普遍。

12. 呋塞米

呋塞米持续静脉泵入联合静脉滴注高渗盐水治疗心力衰竭伴低钠血症，呋塞米疗效明显。

（1）治疗方法：对照组采取常规抗心力衰竭治疗，包含扩张血管、给予多巴胺或者洋地黄、期间给予呋塞米静脉推注或口服，纠正酸碱失衡与低钾血症，氧疗法，卧床休息。治疗组在对照组基础上给予呋塞米持续静脉泵入加 3.0%高渗盐水静脉滴注，滴速 3.0mL/min，维持速度为 1.5mL/min。根据患者心功能情况及一般情况隔天或每天一次补充，先补 1/3～1/2 量，然后根据电解质复查结果继续按上方案补充高渗盐水，血钠水平＞126mmol/L 者，给予 120～360mg 呋塞米与质量浓度 9g/L 的盐水配成 50mL 混合液持续静脉泵入，根据尿量情况，5～15mg/h，持续 7 日治疗。

（2）疗效评价：①血钠水平恢复正常，心功能恢复正常或者是心功能改善，心功能低于Ⅱ级，即为显效；②血钠水平升高但并未恢复正常水平，心功能明显改善，但心功能高于Ⅱ级，即为有效；③血钠水平无任何改变，心功能未改善，甚至加重，即为无效。

心力衰竭伴低钠血症是在采取利尿药治疗期间常见的电解质失衡症状，患者由于神经内分泌变化，在病情进展后，药物治疗易造成电解质紊乱。电解质紊乱会增加病死率，低钠血症多处于病情较为严重阶段。引发低钠血症因素主要包括伴有蛋白质负平衡，降低细胞内渗透压，使得细胞内水外移，进而发生细胞外钠内移；受到肾脏滤过不足影响，肾对水、钠调节功能下降，且肾小管对钠重吸收功能下降，引起水钠潴留；同时抗利尿激素分泌增加，引起水钠排泄减少，并且以水增多为主；伴有交感神经系统激活，高儿茶酚胺血症，引起水钠潴留。肾素-血管紧张素-醛固酮系统（RAAS）被激活。促进醛固酮分泌，使水、钠潴留，增加总体液量及心脏前负荷。这些均会增加总体水盐成分，降低血清钠水平，使得水肿与心力衰竭加重。其治疗原则是对患者钠盐和水进行限制，使用利尿药可补充高渗盐水，但是补钠会使心脏负荷加重，所以在发生低钠血症时补钠造成心脏负荷。呋塞米是一种利尿药，可以通过减少肾血管阻力与扩张肾血管起到利尿作用，是心力衰竭治疗首选药物。但随着心力衰竭患者病情进展，呋塞米难以改善体液潴留症状，引发利尿药抵抗。滴入高渗盐水后，患者细胞外液钠浓度明显上升，提高血浆晶体渗透压，使得血管外液转移到血液循环，血容量、细胞外液以及肾血流量增加，增强利尿药效果，同时渗透性利尿药能显著改善水钠潴留。

低钠血症主要表现为精神症状与神经症状，在患者出现心力衰竭后，易发生低钠血症，但其发生原因较为复杂，低钠会降低患者心肌应激性，减少收缩力，使得患者心力衰竭症状加重，同时患者心力衰竭症状越严重，低钠血症发生率也就越高。如果未妥善处理并发症或者是未持续应用利尿药，会使患者病情加重。本文研究结果显示，对照组血钠水平为（128.33±6.23）mmol/L，治疗组为（139.67±5.72）mmol/L，治疗组明显高于对照组（$P<$0.05）。治疗组心功能分级明显优于对照组（$P<0.05$）。治疗组总有效率为90.00%，对照组为67.50%，治疗组明显高于对照组（$P<0.05$）。这说明对于

心力衰竭伴低钠血症患者采取持续静脉泵入呋塞米联合静脉滴注高渗盐水治疗，能明显改善患者血钠水平与心功能，疗效明显，具有临床应用价值。

（三）非药物治疗

1.外科手术及血运重建

主要是 AMI 并发了需手术纠正的问题，包括心脏破裂、室间隔穿孔、急性二尖瓣反流及严重冠状动脉病变等。后者需先冠状动脉造影，然后决定介入治疗或搭桥手术。此外有些疾病本身可引起急性心力衰竭，如主动脉窦瘤破入心腔、非缺血性急性二尖瓣反流、夹层动脉瘤。

2.主动脉内球囊反搏（IABP）

IABP 已成为严重左心衰竭或心源性休克标准治疗的一部分，适应证为：①对补液、扩血管、强心治疗等强化治疗短期反应不佳；②并发严重二尖瓣反流或室间隔破裂，获得血流动力学稳定以利进一步确定诊断或治疗；③严重心肌缺血，准备行冠状动脉造影术和血运重建术。

近年来，IABP 还被用于作为心室辅助装置植入前或心脏移植前的过渡治疗。IABP 对于血压很低、收缩功能很差者效果明显差，此时左心辅助装置更为合适。

3.左心辅助装置（LVAD）

LVAD 指用人工制造的机械装置，又称为左心室辅助设施，可部分或完全替代心脏的泵血功能，保证全身组织、器官的血液供应。根据工作原理不同，可分为滚压泵、搏动泵、旋转泵、全人工心脏。LVAD 可解除左心室负荷，通过正常化心室压力-容积，使肥大的心室逐渐缩小，逆转左心室重构，从而可改善心力衰竭患者症状，降低病死率。一项 129 例不适合心脏移植的终末期心脏病患者的 LVAD 多中心研究显示，与药物治疗组相比，LVAD 死亡的危险下降了 48%，两者差异有统计学意义。LVAD 目前在国内仅有个别报道，但效果尚不明了。

以往安置 LVAD 多需在体外循环下进行，现在已有经皮法的 LVAD 问世，目前有两种此类装置在临床上使用。一种是经静脉穿刺房间隔，将一根导管放置在左心房内获取含氧血，通过体外的血泵抽出后，经另一根导管注入体静脉内（通常是股静脉），从而减轻左心负荷；另一种是在一根导管上制作两个管腔，一个管腔开口在导管的顶端，另一个管腔开口在距顶端开口之后超过 20cm，这样当导管进入左心室时，远端开口位于主动脉瓣以上，通过轴流泵将血液经导管顶端开口从左心室抽出，注入主动脉内，从而达到减轻左心室负荷的目的。这两种装置可以提供大约 2L/min 血流量，足以缓解或减轻衰竭心脏的做功，同时也能满足周围组织器官的血供。与外科手术相比，经皮装置具有创伤小、快捷、易于掌握等优点，同时疗效不差，符合抢救急危重症时间就是生命的原则。另外，外科安置的 LAVD 可使用更长时间，有的产品甚至可以永久使用，这是经皮装置无法达到的。

LVAD 适合于那些对常规治疗无反应，且心肌功能有可能恢复的急性心力衰竭或心源性休克的患者，或作为心脏移植前一种过渡措施。近年来，LVAD 也被用于一些患者的永久支持治疗。《2012 年欧洲心脏病学会急慢性心力衰竭诊断与治疗指南》推荐的 LVAD 入选标准为患者经过优化的药物治疗和器械治疗仍然有严重症状超过 2 个月，并且有以下情况之一者：①EF 峰值低于 12mL/（kg·min）；②过去 12 个月内没有明显诱因的心力衰竭住院超过 3 次；③依赖静脉正性肌力药物；④灌注不足导致的进行性器官功能不全（肝肾功能恶化）和心室充盈压增高，肺毛细血管楔压超过 20mmHg 和收缩压低于 90mmHg 或心脏指数低于 2.0L/（min·m²）；⑤右心室功能恶化。

如果患者不可能从急性心力衰竭中恢复或不能行心脏移植，则不必使用心室辅助装置。LAVD 永久支持治疗仅限于可逆的心力衰竭终末期、不适合心脏移植的患者。

4. 静脉-静脉血液滤过（CWH）

CWH 为去除体内多余水分的有效方法，它通过同一根静脉上的两条导管，将血液从一条导管中抽至体外的过滤装置中，利用血液与滤过装置内的跨膜压力差，将血液内的水分滤出，而血液再经另一根导管回输至体内。CWH 可连续工作，每日可超滤 5～10L 血浆。其优点为操作方便简单，适合急救使用，对血压影响小，即使低血压也可缓慢超滤，适用于对伴严重肾衰竭和顽固性体液潴留者，能使尿量增加、心腔充盈压下降、交感神经兴奋性降低，从而很快改善症状。对肾衰竭经 CWH 治疗无效者要考虑长期透析，但 AMI 患者对透析治疗耐受性差。

5. 心脏移植

严重的急性心力衰竭在已知其预后不良时可以考虑心脏移植。然而，除非患者的病情在辅助装置或人工泵帮助下得以稳定，否则心脏移植是不可能进行的。

第五章　原发性高血压

第一节　清晨高血压和夜间高血压

正常人体的血压存在昼夜节律，具有清晨血压升高和夜间血压下降的特点。血压水平受日常活动、交感神经活性和肾素-血管紧张素-醛固酮系统（RAAS）等的控制，在 24 小时内血压波动呈周期性。白昼清醒时血压水平相对较高，夜间睡眠中血压水平处于最低；清晨血压开始升高，特别是醒后数小时内血压迅速上升，这可能与早上活动和交感神经活性增强有关。

许多临床研究发现，血压昼夜节律变化与靶器官损害和心血管事件有一定的规律：清晨高血压与心血管事件高峰一致；夜间高血压与靶器官损害程度相关。研究显示，心脏性猝死、急性心肌梗死、室性心律失常及急性脑卒中在清晨高发，而夜间高血压是心血管疾病患病率和死亡率增加的独立危险因素。

由于动态血压监测的广泛应用，研究血压昼夜节律的内在变化规律，特别是清晨高血压和夜间高血压，有助于揭示和发现高血压及相关疾病的发病机制，对了解心血管疾病的发生、发展也有着重要的意义。

一、清晨高血压

（一）清晨高血压的概念和流行病学

1. 血压晨峰现象及清晨高血压

血压在一天中是波动的，正常人的收缩压及舒张压呈明显的昼夜节律变化。人体由睡眠状态转为清醒并开始活动，血压从相对较低水平上升至较高水平，这种现象即为"血压晨峰现象"（morning blood pressure surge，MBPS），一般持续 4～6 小时。血压晨峰的概念最早由迈克尔·克雷格（Mitlar Craig）通过动脉内血压监测发现并提出，随后由无创性动态血压监测（ABPM）证实了这一现象。正常人有血压晨峰现象，高血压患者血压晨峰现象更加明显。高血压患者在清晨起床时或活动后，血压急剧升高，出现异常的晨峰反应，称为清晨高血压。为了研究方便，我们建议针对高血压患者用清晨高血压涵盖血压晨峰，以便更好地发现清晨血压的内在规律，帮助我们揭示其发病机制并及时采取相应措施。

2.清晨高血压的类型与特点

清晨高血压分起床前高血压和起床后高血压两种形式。年轻高血压患者表现为睡眠中血压逐渐升高，这些患者有夜间早达高血压基线值的特点；老年高血压患者则表现为醒来后立即升高，可能与血压对觉醒的反应增强有关。

清晨高血压多见于老年人，尤其是单纯收缩期高血压患者，寒冷季节和服用中短效降血压药容易出现清晨高血压。此种类型患者血压波动大，症状明显，且靶器官损害多，日常活动显著影响清晨高血压。清晨高血压是心血管事件发生的独立危险因素。

3.清晨高血压的诊断标准

目前，清晨高血压的诊断缺少世界公认的标准，其定义来自流行病学调查与临床试验，而各个临床试验的标准也不尽相同，综合相关文献报道，目前主要有绝对值法和差值法两种。

（1）绝对值法：根据 24 小时动态血压测量值，选择清晨（6:00—10:00）平均血压≥150/90mmHg 者为清晨高血压；也有认为起床时段平均血压≥135/85mmHg 者即为清晨高血压。

（2）差值法：计算清晨睡眠中血压的差值：早晨醒来到起床后 2 小时平均收缩压（SBP）值与夜间最低平均 SBP（包括最低值在内 1 小时的平均值）值之差，各学者依自己统计数据确定清晨血压差值范围在 22～55mmHg。

4.清晨高血压的流行病学

随着动态血压监测技术的不断完善及应用，发现许多患者存在清晨高血压，寒冷的冬季是这一类型高血压的高发时期。我国近 1/3 的原发性高血压患者存在清晨血压升高的现象，半数左右的老年高血压患者表现为清晨高血压。在诊所血压控制达标的患者中，60%的患者仍存在血压晨峰现象。清晨血压控制欠佳，现状令人担忧。同时，清晨高血压与心血管事件高发的时间段高度一致。流行病学资料显示，心脑血管疾病（如心源性猝死、急性心肌梗死、脑出血、短暂性脑缺血发作等）在清晨的发病率增加与清晨高血压密切相关，清晨高血压是诱发心脑血管事件的重要因素。有效控制清晨高血压，能减少30%的心血管事件和40%的脑血管事件，是治疗达标及降低心脑血管疾病的关键，已成为降压治疗的新目标，并很有可能成为心脑血管疾病危险分层的新依据。

（二）清晨高血压的发病机制

正常情况下，人体自身存在许多具有昼夜节律的生命现象，如生物钟、体温等昼夜节律性的调节中枢是位于丘脑与视交叉上核附近的时间中枢，提示清晨高血压的出现也源于时间中枢的调控。由于脑内蛋白质合成加快，脑中缝核下部去甲肾上腺素递质系统激活，中缝核上部5-羟色胺递质受抑制，从而引起血压迅速升高。

清晨高血压与日常活动、凌晨吸烟、饮酒、睡眠障碍、年龄增大、糖耐量异常、精神紧张、躯体紧张密切相关，使内皮功能降低，小血管重构的进展，大动脉僵硬度增加，压力感受器敏感性降低，交感神经活性增加、肾素血管紧张素醛固酮系统激活等，其发生机制涉及行为因素及神经、内分泌系统生理变化等许多方面。

1. 行为因素的影响

人体在运动、工作、学习、集会、进食时，血压波动起着重要作用，清晨醒来血压波动可以引起血压升高，一些试验提示，醒后体位改变与血压波动有关。清晨血压波动与活动关系更为密切。

这种相关性在中重度高血压病患者中更明显，醒后运动、吸烟、酗酒、饮咖啡、摄盐过多等均引起清晨血压升高。库利（Khoury）等比较了清醒后立即活动和仍卧床高血压患者之间的清晨血压，卧床的患者血压并未升高，而醒后即活动的患者血压迅速升高。活动和体位改变引起的交感神经活动增强，可能是清晨血压升高和心率增快的直接原因之一。

2.交感神经系统活性增加

正常人体在清醒的瞬间交感神经系统活性迅速增强，血浆中儿茶酚胺水平显著升高，心率加快，心肌收缩力增强，心排出量增加，同时外周血管收缩，阻力增加，导致血压适度升高。交感神经系统还可改变正常的肾脏容量关系，使晨起血压升高。克里斯托夫多尔特（Christoph Dolt）等连续测量夜间至清晨的血浆儿茶酚胺水平显示，夜间血浆去甲肾上腺素（NE）和肾上腺素（E）水平显著低于清醒时，清晨醒后首先是血浆 E 升高，当起床活动后血浆 E、NE 均进一步显著升高。

高血压患者由于外周血管的重构及血管收缩反应性的增强，交感神经系统激活后血压急剧升高，出现清晨高血压。老年高血压患者由于长期代谢异常等因素导致交感副交感神经之间的对抗失衡，使心肌及神经系统电生理紊乱，致使血压、心率等调节失衡，导致血压大幅波动。高血压患者起床和活动后交感神经系统兴奋性迅速增强是其清晨高血压形成的主要机制，尤其是对于老年高血压合并糖尿病和心血管疾病患者。

3.内分泌系统激活

正常人体内肾素、血管紧张素、醛固酮及血管紧张素转换酶水平均存在"昼高夜低"变化节律。清晨交感神经逐渐兴奋，激活肾素-血管紧张素-醛固酮（RAAS）系统，并主要通过产生血管紧张素 II，调节血压水平。血浆肾素活性经 10:00—11:00 的峰值后逐渐降低，于 16:00 降到最低，继而逐渐升高，持续整夜，到第 2 天上午再次达到峰值。血浆醛固酮与血浆肾素活性的昼夜节律相似，这些构成了血压昼夜波动的化学基础。血浆中肾素、血管紧张素 II 和醛固酮清晨时段为分泌高峰，可通过水钠潴留增加血容量，促使肾上腺髓质和交感神经末梢释放儿茶酚胺类物质，显著升高血压，加剧血压晨峰的程度，且心血管组织的肾素血管紧张素也呈现与时钟基因有关联的昼夜节律，清晨时段的活性最强。

同时，在清晨时人体糖皮质激素、内皮素 1 和肾上腺皮质激素水平升高、脑型利钠肽分泌增加、纤溶活性改变，增加心血管系统对肾上腺能神经的反应性和敏感性，增强抗利尿作用，加剧血压升高，促使清晨高血压的形成。

4. 血液流变学与外周阻力变化

清晨由于血液黏稠，全血黏滞度、红细胞聚集率以及血浆纤维蛋白原浓度升高，血小板容易凝集，血小板碎裂后衍生物的产物如血栓素 A_2（TXA_2）、去甲肾上腺素（NE）、5-羟色胺（5-HT）增加，造成高血压患者血管内皮依赖性舒张功能障碍，外周血流阻力增加，血浆肾素活性升高，导致清晨高血压。

另一方面，中枢或外周 α 受体激活，外周血管明显收缩，导致动脉血压升高。清晨高血压主要与外周血管收缩有关，特别是与 α 受体激活增加有关。

5. 年龄因素及压力感受器敏感性下降

Suzuki 等将清晨高血压分成两类：老年高血压患者血压在觉醒后迅速上升，可能与在血压方面增强的觉醒反应有关；而青年高血压患者血压在睡眠时已逐渐上升，且以夜间过早达到基础血压为特点。动态血压监测发现的夜间非勺型血压大部分是老年人，其平均年龄为 62.9 岁；而勺型血压人群的平均年龄为 48.2 岁。年龄是影响清晨高血压发生的独立危险因素。

清晨时段颈动脉压力感受器的敏感度降低，尤其是老年人，随着动脉粥样硬化的进展和加剧，导致颈动脉压力感受器的敏感性进一步下降，小动脉重构（内径变小，壁/腔比例增加），血管收缩反应性增强，以及氧化应激等因素参与，致使血压发生大幅波动，易出现异常血压晨峰。

（三）清晨高血压显著增加心血管风险

许多研究证实了心血管事件发生呈现明显的昼夜节律性变化，在早晨发生的频率最高，一天中 6:00—12:00 期间心脏病发作的危险度比当天其他时间高 40%，心脏性猝死的危险度高 29%，各型脑卒中的危险度高 49%。清晨血压每增加 10mmHg（SBP），脑卒中危险度增加 22%。这些疾病严重危害患者的健康，甚至危及生命。菲茨杰拉德（Fitzgerald）等研究显示，血压晨峰是心血管事件发生的重要独立危险因素，有 30%～45% 的心血管事件发生与血压晨峰密切相关。

1. 急性心脏事件

Framingham 心脏研究历时 38 年，随机选择了当地 5209 名人群作为监测对象，对其中发生在医院外猝死的病例进行研究，70%的心脏性猝死（Sudden cardiac death，SCD）发生在清晨 7:00—9:00，与其余 21 小时发生的 SCD 的比例比较，两者存在非常显著的差异（$P < 0.01$）。Massachusetts 生存研究也证明了 SCD 在上午 7:00—11:00 有一非常显著的高峰，该研究对 SCD 做了严格的定义，SCD 指由于心脏疾病（心肌梗死、慢性缺血性心脏病、心律失常）发作引起的，从出现症状至死亡在 1 小时以内称为 SCD。比较有价值的是，同期住院病例发生 SCD，随机地分布在 24 小时内。TIMI Ⅲ Registry 和 TIMI Ⅲ Btrial 研究了非 ST 段抬高型急性冠脉综合征与生理节奏变化的关系，发现在清晨 6 时至中午时段发生率明显高于其余时段，不稳定型心绞痛的发生有着非常显著性的差异（$P < 0.001$）。

2. 急性脑卒中

有研究表明，清晨高血压可以明显增加脑出血的患病风险。腔隙性脑梗死发生率在清晨高血压患者中显著增高，而清晨高血压与低水平炎症之间的交互作用还会增加无症状脑梗死的患病风险。据梅托基（Metoki）等前瞻性研究的估测，晨峰血压每增高 10mmHg，脑卒中发生的危险可增加 22%。关于缺血性脑卒中的研究表明，缺血性脑卒中在上午 8:00—10:00 的发生率最高，与 24 小时平均发生率对照有显著的差异性（$P < 0.01$）。家利来（Kario）等报道，清晨高血压是老年高血压患者发生脑卒中的最强的独立危险因素，清晨血压每升高 10mmHg，发生脑卒中的危险性增加 44%（$P < 0.0001$）。在使用抗高血压药的患者中，清晨高血压的预测作用尤为重要。

3. 其他

清晨血压升高还增加动脉粥样硬化的风险，导致血管炎症增加，诱导斑块不稳定。血压晨峰程度与颈动脉硬化、冠状动脉狭窄程度密切相关，使清晨时段心肌梗死、脑卒中的发生率增加。清晨高血压患者心电图示 QT 离散度增加，动态心电图示 ST-T 异常，心率变异性增加等。晨峰血压与左室质量指数（LVMI）及反映心室舒张功能的指标峰值速度比（E/A）明显相关。马尔费拉（Marfella）等研究显示，晨峰血压与 QT 间期离散度独立相关，与左心室重量指数正相关，可增加恶性心律失常的风险。另外，清晨高血压增加肾损害，近年来有关研究证实，控制晨峰血压程度，对防治高血压早期肾功能损害有着重要意义。

总之，清晨高血压与心血管事件的发病高峰都出现在人们清醒前后，而两者之间存在着因果关系。清晨高血压是心血管事件的重要危险因素，清晨高血压可使冠状动脉紧张度增加，血管收缩，形成固定的狭窄，其结果是冠脉血流明显减少，促使儿茶酚胺进一步增加，这种对心脏的作用可能造成心脏事件发作。清晨体位的改变、活动的增加可能是触发粥样斑块破裂的外因，而清晨高血压引起的血管收缩增强、血小板凝集可能是触发粥样斑块破裂，形成血栓的内因。

（四）清晨高血压的处理

晨峰血压与心血管事件密切相关，控制清晨高血压是降低心血管事件的关键时段。荟萃研究发现，减低晨峰血压程度成为降压治疗的新目标。

因此，了解清晨高血压的特点与治疗方法，对减少清晨心血管事件的发生，进一步做好高血压二级预防有重要的意义。在降压治疗方面，应当针对其血压波动曲线的特点，选择合适的药物和合理的服药时间，尽量避免出现药物性高晨峰现象，从而有效抑制清晨高血压（晨峰达标），预防心血管事件的发生。

1. 健康教育

与高血压的一般治疗一样，清晨高血压患者也应强调健康的生活方式，强调科学的日常活动如戒烟、限酒，平衡膳食，限制钠盐摄入（＜6g/d），开展体育运动，消除紧张情绪，保证足够睡眠等，可以降低清晨高血压并减少心血管事件的发生。

考虑到清晨高血压的发生与患者清醒后立即活动有关。因此，对于坚持晨练的高血压患者，建议在开始锻炼前30分钟到1小时服药，最好是晨醒后立即服药，从而提高依从性，同时应避免高强度、过早的晨练。特别是对于老年人而言，应避免清晨时段情绪激动，早晨醒后应继续平躺休息数分钟或慢慢侧身起床，起床动作宜慢，起床后不宜立即进行剧烈活动，活动量应从小量逐渐过渡到日常的工作生活。年轻高血压患者应避免过长时间的睡眠，养成早睡早起的好习惯。同时应注意清晨时段不饮用咖啡或含咖啡因的能量型饮料，寒冷季节应注意保暖及密切监测血压。

2.纠正心血管危险因素，积极筛查清晨高血压

严格控制血糖、血脂等危险因素，纠正并处理合并的相关疾病，可以降低清晨高血压，改善预后。清水（Shimizu）等研究显示，空腹血糖水平升高是清晨高血压的独立危险因素，对于高血压合并糖尿病或空腹血糖受损的患者，控制其空腹血糖水平有利于清晨高血压的控制，提高降压质量。也有研究发现，通过服用调血脂药、低盐低脂饮食、体育锻炼等方式，减轻或逆转动脉粥样硬化，对控制清晨高血压有一定的疗效。由于清晨高血压患者常常合并睡眠呼吸暂停，故持续正压气道通气（CPAP）纠正睡眠呼吸暂停，可改善睡眠呼吸暂停相关的清晨高血压。

清晨血压比夜间血压提供更多信息，清晨是心血管事件的高发阶段，应积极发现和筛查清晨高血压患者。可采用家庭自测血压的方式，分别于清晨醒后测量并记录，连测数天若发现血压均以清晨时段最高则可以考虑存在清晨高血压，也可通过动态血压监测明确诊断。另一个重要的方面，由于继发性高血压患者有更明显的清晨高血压，因此，清晨高血压患者还需积极排除继发性高血压。

3.合理降压治疗，预防心血管事件

（1）合理选择降压药：大量的临床试验证实，六大类抗高血压药都适用于清晨高血压患者的治疗，只不过要根据患者具体情况、药物种类特点来进行合理选择。既要注意 24 小时平均血压的控制，还要强调对清晨高血压的达标，既要关注心血管事件高峰的防治，还要长远考虑防止靶器官损害。有效控制清晨高血压，预防心血管事件，保护心脑肾。

对清晨高血压选用药物治疗原则：①首选长效（高谷峰比值，T/P＞50%）、平稳（高平滑指数，SI＞0.8）的降压药，防止血压波动，有效覆盖晨峰时间；②如果使用长效制剂仍存在高晨峰，应当在清晨醒后随即加用一次中、短效降压药；③如果初始使用的是中效降压药，一定要按时给药（如清晨醒后即刻服药及按药物半衰期服药），但不主张高血压患者清晨使用短半衰期降压药物；④使用药物定时释放制剂，如维拉帕米定时释放系统。根据患者血压波动情况定时释放药物，最为合适的制剂是夜间肠道控释制剂，后半夜开始

发挥作用，控制清晨高血压。

（2）把握正确服药时间：对于勺型清晨高血压患者，选择24小时平稳降压的长效制剂，并于起床后立即服用，是目前认为有效抑制血压晨峰现象的最佳选择。一般而言，此类患者不宜在睡前或夜间服用，尤其是夜间血压不高的患者。对于非勺型/反勺型清晨高血压患者，可睡前服用长效缓和降压药，并给予全日剂量的一部分，以免血压过度降低而发生不良后果，恢复生理性的血压晨峰。对于夜间血压下降率≥20%的"超勺型"人群，为避免夜间血压过低导致重要脏器灌注不足，可于晨峰前1小时左右服药。对于联合治疗的患者，不宜将两种长效药物均在清晨使用，最好在清晨和午后分开服用；如果所用为中效降压药，应在清晨醒后立即服1次降压药，再于下午4～5时左右服药1次，晚上忌用。

（3）降低清晨高血压的药物疗效评价：对清晨高血压，尤其是已伴有靶器官损害或其他疾病（如糖尿病等）的患者，在选择降压药时应采取个体化治疗措施，保证降压治疗安全、有效。建议根据动态血压监测调整降压药的服用时间，选择合适的降压药，从而增强对清晨血压的控制能力。目前临床研究已证实能够有效控制清晨高血压且安全的降压药如下。

①β受体阻滞剂：β受体阻滞剂通过阻断交感神经兴奋，减少儿茶酚胺的释放，控制清晨交感兴奋状态，如比索洛尔、琥珀酸美托洛尔缓释片等，既可以控制高血压，又能减慢心率，还可以减少心律失常的发生。在伴有不稳定型心绞痛（变异型心绞痛排除）、心肌梗死后等无β受体阻滞剂禁忌证的患者应首先考虑使用。对合并冠心病、心力衰竭、快速性心律失常的患者更为适用，但须注意夜间发作变异性心绞痛的患者禁用。

②肾素-血管紧张素-醛固酮系统（RAAS）抑制剂：RAAS抑制剂的合理应用可有效降低清晨高血压，如替米沙坦、厄贝沙坦、培哚普利等。通过阻断血管和心脏组织中血管紧张素Ⅱ的生成和生理作用保护靶器官，抑制由于清晨觉醒所带来的RAAS系统激活，控制清晨高血压并有确切的器官保护作用。RAAS抑制剂对睡眠呼吸暂停低通气综合征造成的清晨高血压有独特的治疗作用。睡前服用RAAS抑制剂是清晨高血压的特异性治疗，如单片复方制剂缬沙坦氨氯地平在晚上服用比早起服用更明显降低清晨高血压。

③钙通道阻滞剂（CCB）：CCB为降低清晨高血压的主要药物，如氨氯地平、硝苯地平控释片、非洛地平缓释片、乐卡地平、拉西地平、贝尼地平等。通过阻断血管平滑肌上的钙通道，减少钙离子内流，使血管平滑肌松弛，外周阻力血管扩张，降压平稳，尤其适用于老年单纯收缩期高血压患者。维拉帕米控释片、地尔硫䓬控释片对清晨高血压的控制效果良好。VALLUE研究显示，氨氯地平控制服药后20～24小时血压显著优于缬沙坦。当然，不同的CCB降低清晨高血压也有不同的效果，以上不同CCB降低清晨高血压进行比较，以氨氯地平为最优。

④α受体阻滞剂：晨峰血压与α受体激动有较为密切的关系，α受体阻滞剂通过阻断外周血管壁上的α受体，使血管扩张，控制清晨高血压，对老年合并前列腺肥大的高血压患者尤为适用。有研究者应用多沙唑嗪（平均8.9mg/d），每晚9时口服一次，治疗清晨高血压取得了良好的效果，且该药对心率无影响，对血脂代谢、糖代谢有益，尤其适合用于合并糖尿病、高胆固醇血症的患者。小野一臣(Kazuomi Kario)等研究发现，清晨高血压与血浆BNP及靶器官损害密切相关，多沙唑嗪可以控制清晨高血压，延缓靶器官损害。小野一臣(Kazuomi Kario)等的研究结果显示，吸烟的高血压患者血压晨峰与交感神经活性增强有关，睡前服用α₁受体阻滞剂是控制吸烟高血压患者血压晨峰的特效疗法。

⑤利尿药：利尿药在治疗清晨高血压的疗效上未见详尽的文献报告。若在上述联合用药的基础上，如果清晨高血压仍无明显的下降，可考虑加用小剂量的利尿药，以增加其他降压药疗效。

（4）清晨高血压的时间治疗学：时间药理学是研究药物在不同时间服药对生物节律影响的新兴学科。根据不同药物的药代动力学特点，使用不同剂型药物、控制药物释放时间，以改变异常的血压昼夜节律，称为降压药时间治疗学。它能恢复正常血压节律，有效控制清晨高血压，最大限度地降低心血管疾病造成的死亡率。

使用控释剂型降压药是清晨高血压时间治疗学的有效方法。已有研究结果显示，睡前服用降压药控释片可以有效降低清晨危险时刻的血压，如夜间服用维拉帕米控释片可以24小时连续控制血压，最大降压作用出现在早晨

6:00 到中午。有研究比较了普萘洛尔控释片与传统缓释片，发现控释片药物吸收推迟约 4 小时，而后血药浓度稳步上升在上午 10:00 达最高水平，正好与血压晨峰及心血管事件发作高峰重合，而缓释片服用后血药浓度立即开始上升，典型的峰值出现在 4:00—10:00。

时辰降压药与自身长效降压药的比较：自身长效降压药的特性为长的半衰期，伴有高的谷峰比。这些制剂通常在早上服用一次，并提供 24 小时平稳血压控制，减低清晨高血压，保持正常的 24 小时血压节律。而时辰降压药中含有的是短效的抗高血压药，只是通过特殊工艺使其进入到缓释作用系统内。这些制剂通常被设计为夜间一次给药，使其峰值血药浓度与清晨高血压相吻合，时辰降压药也同样提供 24 小时平稳的血压控制。在依从性好的患者中，自身长效降压药与时辰降压药都可以提供良好的血压控制。然而，在依从性差而且常常漏服药物的患者中，自身长效制剂因在剂量间隔期内仍维持有效的血药浓度而保证平稳控制血压。

临床应用中，我们还应根据患者的血压昼夜变化模式选择恰当的降压药与服药时间。很多降压药降低血压与血药浓度有关，对于清晨及夜间血压控制不佳的高血压患者，即使是长效降压药也可以改为清晨及睡前各服一次，或在睡前而不是清晨一次性服用降压药。睡前服用降压药控释剂既保证了清晨降压药的最大血药浓度，又不影响夜间睡眠血压，可能是控制清晨高血压的较好的选择。半衰期足够长的降压药（如替米沙坦）在确实保证 24 小时有效降压基础上，也能有效控制清晨高血压。但是也有研究认为，夜间服用降压药，有可能导致夜间低血压，而在某些老年人或有冠心病、心功能损害、脑血管意外病史的患者，过分地降低夜间血压可能会诱发心肌缺血，视神经损害和脑卒中发生。而且胃肠道对药物的吸收也有一定的节律性，夜间较白昼低。因此，夜间要达到一个相当的药物浓度，需要大剂量地给药，这往往增加了药物本身的不良反应。我们认为，清晨高血压患者起床即刻给予自身长效降压药，较夜间给药可能更适宜。

4.其他相关处理

清晨高血压与血小板的稳定性相关，由于清晨血小板易聚集，血液呈高凝状态。因此，口服阿司匹林既可以增加抗清晨高血压的疗效，又可以预防血栓的形成。一项美国"内科医师健康研究"证明，阿司匹林可以减少总的24小时心肌梗死事件为44.8%，但阿司匹林减少清晨心肌梗死事件却高达59.3%，降低其他时间段的心肌梗死事件仅为34.1%。

二、夜间高血压

越来越多的证据表明，夜间高血压（主要指非勺型血压）与靶器官损害密切相关，在时间段上发生于夜间，为了研究的方便，许多高血压学科的学者倾向于用夜间高血压来涵盖它。夜间高血压概念的提出，旨在更好地发现血压内在变化的规律，帮助我们揭示靶器官损害的发病机制而采取相应对策。

（一）夜间高血压的概念及流行病学

1. 非勺型血压和夜间高血压

众所周知，人的血压和心率具有昼夜节律变化的特点，在夜间睡眠时血压下降和心率减慢，清晨血压上升和心率增快，并呈现第一个高峰。通常血压在夜间睡眠状态下比白昼下降10%～20%，具有这种典型的昼夜变化，称为"勺型血压"。反之，当夜间血压不降或下降少于10%，称为"非勺型血压"。夜间血压下降与睡眠时交感神经活性降低及副交感神经神经活性增加有关，血压昼夜节律异常者常有持续交感活性的增高。夜间高血压作为一种特殊类型的高血压，其定义尚不明确。

首先，由于夜间和白昼界限不确切。有学者建议确定早晨6时到晚上10时为白昼，夜间10时至次晨6时为夜间。也有学者用短窗时间来提示白昼（8:00—21:00）和夜间（0:00—5:00）。更有学者倾向于根据患者熄灯后就寝时间来计算，即用夜间睡眠血压代替夜间血压。夜间睡眠血压是指夜间睡眠状态下靶器官灌注所需要的最低血压。

严格地讲，非勺型血压不一定都是夜间高血压，也可以见于正常血压者，但夜间高血压患者常常是非勺型血压者。有意大利学者研究298例原发性高血压患者（EH）、84例继发性高血压患者（SH）和93例正常血压者（NS），非勺型血压者在EH组占14%，SH组占27%，NS组占16%，但是NS组血压变化在正常范围。有法国学者指出，不管高血压患者还是正常血压者，非勺型血压都具有更多的靶器官损害。

2.动态血压监测与夜间高血压

动态血压监测评价血压昼夜节律的变化是可重复的，是睡眠过程中测量夜间血压的唯一方法。有学者应用动态血压监测对勺型、非勺型人群进行不同时间的两次监测，监测时环境基本相同，结果显示，同一组夜间收缩压、舒张压、平均血压测值，两次检测结果无显著性差异，表明夜间血压在去除外因后与机体生理节奏密切相关。因此，有比利时学者呼吁尽早应用动态血压监测来评估高血压患者严重程度，并依动态血压监测结果对患者进行正确处理。更重要的是，2011年英国高血压学会已将动态血压监测作为一种最佳诊断与评价方式写入了《英国成人原发性高血压临床管理指南》。

3.夜间高血压的诊断标准

与传统诊室血压相比，动态血压监测对夜间高血压的诊断、昼夜节律观察及临床结果预测更有价值。有研究显示，动态血压监测监测出的单纯夜间高血压患者74例，在偶测血压监测时仅有4名被检测出患有高血压。在规范夜间血压测值的基础上，根据夜间血压造成靶器官损害或心血管事件的横断面研究结果，结合2022年《中国高血压防治指南》的参考标准，我们认为夜间高血压的诊断标准应包含：夜间平均血压≥130/80mmHg和（或）夜间血压负荷大于10%非勺型高血压患者。二者满足之一，均可诊断为夜间高血压。

4.夜间高血压的特点

夜间高血压的人群发生率高，起病隐匿，不易发现。夜间高血压是继发性高血压的常见现象，夜间高血压常合并其他危险因素，靶器官损害严重，与相关临床情况并存。动态血压监测是发现夜间高血压的唯一有效方法。

5.夜间高血压的流行病学

研究表明，单纯夜间高血压在各个种族中的发病比率略有差异，亚洲人夜间血压不下降的比例高于欧洲人。对国际合作数据库的分析显示，日本和南非黑种人单纯夜间高血压的患病比率约为10%，欧洲人约为7%。对浙江景宁畲族自治县14个村庄的2059位受试者调查结果显示，单纯夜间高血压（22:00—4:00平均血压≥130/80mmHg，白昼血压正常）达10.9%。Friedman

等对白昼血压正常组、可控制高血压组以及难控制高血压组患者的夜间血压模式进行研究，发现夜间高血压比率分别为 9.6%、23.1%、84.6%，非勺型率分别为 25.0%、42.3%、61.5%；睡眠时动脉血压下降率分别为 15.1%、11.5%、7.7%。有学者对西班牙 500 个初级保健中心 42947 例高血压患者进行调查结果显示，41%的未治疗患者及 52%的治疗患者的动态血压呈非勺型曲线，而高龄、肥胖及伴发糖尿病、肾病及心脏病的患者通常伴随夜间血压下降迟缓。引起夜间高血压有如下 3 种较常见的情况。

（1）伴随有其他危险因素的高血压：有文献报道，伴体重指数增加的原发性高血压患者夜间高血压比率占 51%（27/53）。有学者研究了糖耐量减低（IGT）和糖尿病（DM）患者动态血压改变的特点，结果显示血压正常组、IGT 组和 DM 组患者血压昼夜节律异常分别为 45%、45%和 85%。有报告自主神经功能障碍的患者也可以发生夜间高血压。

（2）伴随有靶器官损害和心血管疾病的高血压：多项前瞻性人群研究显示，夜间血压与靶器官损害关系密切，夜间高血压或夜间血压下降迟缓者，伴心脏、肾脏、血管等靶器官损害以及心血管疾病的死亡风险增加。有文献将 3 级（重度）高血压、老年单纯性收缩期高血压单独列为夜间高血压高发生率的类型。我们认为，这两种类型高血压患者伴随的夜间高血压，与本身早期产生靶器官损害有关，应并入伴有靶器官损害的高血压的类型中。有资料表明，60 岁以上高血压患者睡眠谷（睡眠中）与午间谷的收缩压与舒张压无显著差异性，结果显示，夜间血压下降不明显可能与靶器官缺血损伤有关。许多文献已证明，伴左心室肥厚的高血压患者夜间高血压约占总数的 67.6%。伴有冠心病的高血压患者中约有 30%表现为夜间高血压。昼夜节奏变化与高血压合并脑损害的研究也显示，约 23%的脑卒中患者存在夜间高血压，只有 1%的脑卒中患者夜间血压正常。近年来，高血压对肾的损害越来越受到重视。动态血压监测与高血压肾损害的相关性研究表明，高血压肾损害的患者夜间高血压患者达 81.6%。目前许多研究证明，夜间高血压患者常伴有胰岛素抵抗和胰岛β细胞功能受损。合并胰岛素抵抗的患者（高空腹胰岛素/血糖比值）也应视为靶器官损害的一种，有 50%的高血压合并胰岛素抵抗患者存在夜间高血压。

（3）继发性高血压：继发性高血压中发生夜间高血压的现象较普遍。有关资料分析表明，15%～20%的原发性高血压患者存在昼夜节律异常，即夜间血压增高；而继发性高血压患者比例更高，可达27%以上。有学者发现，90.7%的慢性肾衰竭患者存在夜间高血压现象。也有报道，高血压合并睡眠呼吸暂停患者几乎都存在夜间高血压。睡眠呼吸暂停患者夜间在呼吸暂停间歇收缩压明显升高。

（二）夜间高血压的发病机制

夜间高血压的发生机制主要是由于血压调节缺陷而导致血压呈非勺型改变。夜间血压和昼夜血压节律受到内在、外在因素的共同影响，前者主要涉及神经激素、情绪状态等，后者包括不良生活方式如摄盐过多、吸烟、嗜酒、睡眠质量差、缺乏体力活动与饮食习惯等，不管何种病因引起夜间高血压最后都可通过以下途径促发血压升高。①交感神经兴奋，引起心排血量增加、阻力血管收缩增强、血管肥厚、管腔变小、总外周阻力升高、肾动脉收缩而激活RAAS系统，RAAS系统是由于交感神经兴奋而被动激活，并通过产生血管紧张素Ⅱ调节血压水平；②血管内皮细胞释放活性物质及平衡失调，如内皮细胞生成的舒张物质（内皮舒张因子）减少和收缩物质（血管内皮收缩因子）增加，血管内皮细胞产生凝血物质增加，胰岛素抵抗激活交感神经系统，导致水钠潴留和血管肥厚。

1. 伴其他危险因素的夜间高血压

（1）肥胖的高血压患者：夜间血压升高与新陈代谢旺盛明显相关。有关研究发现，肥胖伴夜间高血压者，餐后2小时血糖较夜间血压下降者升高，并有显著差异。肥胖伴高血压患者在睡眠中仍有较高的糖代谢，可激活交感神经系统引起夜间血压升高。

（2）糖耐量异常的高血压患者：多伴有自主神经病变、肾病变者易产生胰岛素抵抗，导致24小时血压昼夜节律异常。夜间高血压机制与上述相同。

2. 有靶器官损害的高血压患者

（1）心、脑、肾损害使心血管的调节系统发生激活，通过抑制夜间血压下降来维持这些重要器官的血流量，防止下丘脑-垂体肾上腺周期失调进一步下降。

（2）脑缺血缺氧调节血压昼夜节律的机制发生紊乱，如许多高血压可以合并糖耐量异常，自主神经功能紊乱，交感副交感神经平衡功能失调，导致夜间血压增高。

（3）心力衰竭和肾衰竭所致的循环血量增多，与盐敏感性高血压患者一样，试图通过压力性利尿以排除过多的盐，发生代偿性夜间高血压。

3.继发性高血压昼夜节律变化

目前研究主要集中在肾脏疾病引起的继发性高血压。肾脏疾病（如肾动脉狭窄、肾实质病变）等引起肾功能下降，而与继发性高血压相关的血管活性物质 24 小时持续分泌增加，引起夜间高血压。

睡眠呼吸暂停患者睡眠中因呼吸困难导致夜间缺氧，动脉血氧饱和度下降，血管压力感受器敏感性减低，只有通过刺激化学感受器来纠正低氧血症，引起交感神经系统的活性增加，导致夜间血压升高。有研究证明，睡眠呼吸暂停患者夜间动脉血氧饱和度为 -0.7861 ± 0.2100。压力感受器的敏感度为（7.0～40.8）ms/mmHg，与对照组（10.0～52.1）ms/mmHg 有显著差异。

（三）夜间高血压对靶器官的损害

靶器官损害和心血管疾病与夜间高血压之间密切相关，二者相互影响导致互为因果反应，本质问题是夜间高血压患者神经内分泌激素水平增加。夜间高血压比白昼高血压更具危害性，其靶器官损害显著增加。对心脏血管结构和肾脏有着不利影响，左心室肥厚发生率明显增高，与脑卒中之间呈线性关系，是全因病死率和心血管疾病病死率的独立危险因素。临床研究发现，具有靶器官损害及心血管疾病的患者夜间血压较高，即非勺型血压比例较高。因此，夜间血压监测已经成为高血压及相关疾病发生、发展的重要监测指标之一。

1.靶器官损害的类型

（1）心脏损害：夜间高血压与左心室肥厚密切相关。大量研究显示，夜间血压下降幅度小于白昼 10%的高血压患者，左心室肥厚的发生率明显增加。余振球等研究显示，夜间平均收缩压及诊所收缩压与左室质量指数呈现正相关（$P<0.001$）。夜间血压持续升高以及昼夜节律消失，使左心室压力及容

量负荷明显增加，心血管系统长时间负荷过量，导致和加重左心室肥厚的发生和发展。压力负荷使收缩期室壁与肌节应激性增高，引起心肌肥厚；容量负荷增加使舒张期室壁与肌节应激性增高，室腔扩大，而引起心肌肥厚。夜间血压增高还与儿茶酚胺水平增加有关，能够促进蛋白形成、胶原沉着、心肌纤维化，最后发生左心室肥厚。

冠心病患者夜间高血压时心肌缺血发作频繁。国外一组资料研究了高血压合并冠心病患者，夜间高血压组发生心肌缺血频率明显比夜间血压下降大于10%组高。高血压合并冠心病患者冠脉血流储备功能已减低，或已形成动脉粥样硬化，夜间高血压伴随着心率增快，心脏收缩压力上升，使心肌耗氧量增加，心肌容易引起缺血症状。

（2）脑血管损害：夜间高血压对脑血管损害包括颅内出血、血栓形成、血管性痴呆等。有文献报告，夜间高血压早期对脑功能的影响仅表现为认知功能障碍。MAS（Maastricht Aging Study）研究选择了115例年龄在28～82岁的高血压患者做研究对象，排除有过脑血管事件、服药的病例，发现5%～9%的被测试者记忆功能下降，4%的被测试者反应能力下降，其中，夜间高血压与记忆功能、反应能力下降明显相关。西亚罗尼斯（Ciaronis）等跟踪随访1 025例高血压患者7年，其中21例患者最后出现了脑卒中，脑卒中组夜间血压显著高于未发生脑卒中组[（146±19）mmHg 与（132±21）mmHg]。而白昼收缩压两组几乎无明显差异[（155±16）mmHg 与（153±14）mmHg]。这表明夜间高血压可以加重脑卒中的发生。

夜间高血压加重脑损害可能通过以下途径：高血压引起脑灌注压增高，反射性引起毛细血管平滑肌收缩，脑血管阻力增高而不使脑血流量增高，以维持恒定的血流。而高血压及动脉粥样硬化患者对动脉压力变化的代偿能力下降，使脑血流量受影响，从而影响中枢自主神经系统的功能，引起患者血压昼夜节律的变化，造成恶性循环，加重脑组织损害。

（3）肾脏损害：有研究发现，夜间收缩压、舒张压和平均血压与尿蛋白排泄呈一定的比例关系。也有研究发现，夜间血压下降缓慢/夜间高血压患者与高盐饮食及盐敏感性有关。夜间高血压患者肾功能明显下降，表现为肌酐清除率的下降。夜间高血压对肾脏的损害可能是夜间血压持续升高、肾小球高灌注状态得不到改善、肾小动脉收缩增加，产生一系列血管活性物质，如肾素、血管紧张素Ⅱ等，既可以加重高血压，又可以产生肾脏的损害，形成恶性循环。

（4）其他：夜间高血压还可以对心脏瓣膜、大血管等脏器产生损害。有研究显示，主动脉瓣膜病变患者的肾素活性、醛固酮浓度增加，可引起夜间血压下降程度降低，导致夜间高血压发生、发展。也有研究表明，夜间高血压患者因为副交感神经活性减低，交感/副交感神经系统活性比增大，引起夜间血糖耐量下降，产生胰岛素抵抗和胰腺 B 细胞功能的受损。长期未控制的夜间高血压患者，合并心血管危险因素明显增加，除左心室肥厚外，还有左室缩舒功能障碍、颈动脉内膜增厚、蛋白尿等，从而导致冠状动脉事件、充血性心力衰竭、脑卒中、慢性肾脏疾病，使其死亡率增加，其中以心脏事件和脑卒中最为多见。

2. 靶器官损害的机制

夜间高血压加重靶器官损害不仅与血压水平持续升高有关，而且还和这类患者常伴有多种心血管其他危险因素，体内生长因子高更有密切关系。

（1）夜间高血压决定了患者血压水平 24 小时持续升高。现已证明，血压持续升高患者靶器官损害的程度要比偶然升高者更严重。1994 年，刘力生、龚兰生就夜间高血压的变化提出夜间血压水平与左室质量指数呈现正相关，与脑卒中发生也有一定关系，并指出夜间血压水平引起心血管疾病可能比白昼或全天血压水平引起的心血管疾病更为重要。持续的血压增高引起靶器官损害及心血管疾病已被公认，夜间高血压容易产生较高的平均血压和持续的血压增高。

（2）夜间高血压伴有其他心血管危险因素较多。从夜间高血压流行病学特点的论述中，夜间高血压往往伴有吸烟、糖耐量异常、高脂血症、超重和肥胖等。近年来的研究显示，靶器官损害及相关疾病的发生有多种危险因素，危险因素越多，靶器官损害越严重。

（3）夜间高血压患者的生理节奏异常，使交感神经活性增高，儿茶酚胺、肾素、血管紧张素Ⅱ、缓激肽等生长因子释放较多。这些因子在复杂的心血管疾病理生理与病理发展中起重要作用，对靶器官产生损害。

（四）夜间高血压的处理

夜间高血压的治疗涉及伴随疾病的处理、生活方式干预和药物治疗等，更重要的是，应注意加强评估与监测，纠正血压昼夜节律。

1. 加强评估与监测

许多学者强调早期评估血压变化产生的亚临床靶器官损害的重要性。除了一些经典的靶器官损害指标以外，还有一些更新、更精确的指标。如对心脏功能损害的评价用血浆脑钠肽（BNP）的浓度，冠状动脉钙化积分评价斑块大小；对脑功能损害用无症状性腔隙性脑梗死、脑白质变性、小灶出血的情况；对脉管系统损害的评价包括弥漫性动脉粥样硬化的早期指标即慢性内膜基质变厚，血管僵硬度指标即脉搏传导速率指标（PWV）的变化，和内皮功能受损指标即血浆黏附分子水平的升高。如果我们及早发现早期心血管疾病患者，使这些患者获得一个合适的治疗，就可以逆转靶器官的损害和心血管疾病的发生。

动态血压监测同样成为血压昼夜节奏变化和靶器官损害的监测指标，优于其他血压测量如诊所血压等。对所有高血压患者，特别是老年高血压、3级（重度）高血压、合并有靶器官损害的高血压、合并有糖尿病的高血压、吸烟的高血压患者、继发性高血压患者都应了解有无夜间血压增高，以采取适当的措施，不仅控制白昼血压，还要控制夜间血压。

2. 稳妥处理伴随疾病

夜间高血压与很多临床情况有关，如顽固性高血压、慢性肾病、糖尿病、原发性醛固酮增多症、自主神经功能紊乱、睡眠呼吸暂停综合征和代谢综合征等。伴随疾病的存在不仅会加重夜间高血压，而且使其治疗更加困难，死亡风险增加。因此，对夜间高血压患者，应积极寻找、去除或治疗继发因素，有助于治疗夜间高血压，恢复其正常节律。

（1）慢性肾病（chronic kidney disease，CKD）及心力衰竭（heart failure，HF）：CKD及HF患者因体内容量负荷过重而影响血压昼夜节律，导致夜间高血压。对此类患者，应积极治疗原发病，恢复体内容量负荷代谢节律，降低体内钠负荷，有助于夜间血压节律的恢复。

（2）睡眠呼吸暂停综合征：睡眠呼吸暂停综合征患者由于在睡眠时呼吸道阻塞，夜间频繁地呼吸暂停，血氧反复降低，从而引起中枢间歇性缺氧，交感神经兴奋性增加，血压上升，正常昼夜血压"勺型"血压节律消失，甚至发生"反勺型"节律改变。使用无创正压通气（CPAP）治疗呼吸道梗阻，可改善夜间高血压，是一种安全有效的措施。

（3）精神心理疾病的治疗：此类患者尤其是合并焦虑、抑郁的患者，合理应用降压药同时积极治疗精神心理疾病，有助于夜间血压的控制。

3. 积极的生活方式干预

我们知道，高血压患者同时伴有其他多种危险因素时，更易发生靶器官损害。因此，提倡健康生活方式有助于控制 24 小时平均血压，也有助于控制夜间高血压，防止靶器官损害。

（1）限制钠盐摄入，增加钾盐摄入：限制钠盐的摄入，增加钾盐的摄入，能减少夜间尿钠的排泄，可以降低盐敏感高血压患者的夜间血压。一项研究证实了限钠导致的夜间血压下降与盐敏感性高血压相关，并且限盐后盐敏感性高血压患者的血压由非勺型转变为勺型，同时也有证实限盐使原发性醛固酮增多症患者昼夜血压恢复为勺型；增加钾盐的摄入同样能降低夜间血压。在一项针对血压正常的年轻黑种人研究显示，通过 3 周的高钾摄入（80mmol/d），非勺型血压转变为勺型，而日间血压不受影响。我国人群盐敏感性高血压占 50%～60%，钠摄入严重超标，钾摄入不足。因此，限钠摄钾是防治夜间高血压的重要措施。

（2）规律运动，保证睡眠：白天适当地规律运动，晚上保证充足的睡眠时间和良好的睡眠质量，对降低夜间高血压有着重要的意义。对于自主神经病变或有严重卧位高血压、直立性低血压患者，强调睡眠姿势也很重要，睡眠时头部抬高倾斜，有助于降低卧位血压。

（3）戒烟、戒酒：吸烟和过量饮酒是高血压和心血管疾病的危险因素，吸烟还是夜间高血压的重要原因之一。而且对于夜间高血压患者，常常合并多个危险因素和靶器官损害，提倡戒烟、戒酒是有益处的。

4. 尽早启动降压治疗

夜间高血压的治疗存在争议。但此类型患者往往是 3 级（重度）高血压，合并有靶器官损害、糖尿病、肾脏疾病等，大多属于高危或极高危人群。因此，我们认为应及时选用降压药及时治疗。WHO 推荐的六大类药物都可以选用作为治疗夜间高血压的药物。原则上主张最好选用长效降压药，尽量不用短效降压药，如果是中效降压药需在傍晚加服一次。因夜间高血压合并其他心血管危险因素，应同时予以对症治疗。对于生长因子分泌增多特点，应强调保护靶器官的治疗。

（1）夜间高血压的时间治疗学：时间治疗学对于夜间高血压的控制尤为重要。根据药物自身特点，通过选择合适的药物、合理的给药时间，来降低夜间高血压，恢复患者的异常昼夜节律，最大限度地减少靶器官损害。应用长效制剂、控释制剂，更改服药时间如睡前服用降压药等，都有利于降低夜间高血压。当然，不管哪种剂型的药物，如果每天 1 次给药，谷峰比相对较低时，也可改为 2 次/天给药。

①长效制剂：氨氯地平作为分子长效的降压药，针对血压晨峰，利于夜间高血压的治疗。②控释制剂：如硝苯地平控释片 24 小时恒速释放药物，有利于夜间血压的控制。患者夜间服用缓释维拉帕米制剂，在清晨清醒前其血药浓度和疗效达到最大值，从而控制夜间高血压。③调整服药时间：夜间高血压患者通过改变服药时间而改变血压的昼夜异常，使非勺型转变为勺型。米努托洛（Minutolo）等研究中发现从早到晚改用不同降压药，结果血压昼夜节律恢复、夜间收缩压降低。埃尔米达（Hermida）等将 250 例高血压患者随机分为两组：一组在早上服药，另一组在晚上至少服用一种降压药。结果显示，睡前服降压药的患者全天血压控制平稳，睡眠血压降低。

需要注意的是，尽管将睡眠时血压由非勺型向勺型转化存在获益，但过度降低夜间血压仍存在一定风险，如睡眠期间超勺型血压可能引发夜间脑梗死及心血管事件增加。

（2）夜间高血压的药物疗效评价：在各种药物降低夜间高血压及恢复勺型血压曲线方面，血管紧张素转化酶抑制剂和选择性阻断血管紧张素Ⅱ受体效果较稳定，钙通道阻滞剂和 α 受体阻滞剂虽然有效，但缺乏稳定性。在这里，我们仅对药物降低夜间血压的作用进行评价。

①RAS 阻断剂：RAS 阻断剂能明显降低肾素-血管紧张素-醛固酮活性，

有助于控制夜间高血压。RAS 阻断剂治疗夜间高血压效果比较理想，且对恢复血压昼夜节奏有较好效果，对保护靶器官的损害已得到公认，可以作为控制夜间高血压的首选药物使用。多项研究显示，血管紧张素转化酶抑制剂（贝那普利、依那普利和培哚普利）、选择性阻断血管紧张素 II 受体（缬沙坦、替米沙坦和奥美沙坦）能够降低夜间血压，恢复血压正常昼夜节律，且夜间给药效果优于清晨给药。另外，肾素活性在夜间开始升高，凌晨达到高峰，直接肾素抑制剂可能是治疗夜间高血压的又一理想药物。

②β 受体阻滞剂：夜间高血压与儿茶酚胺分泌增加，交感神经活性增强有关。因此，使用 β 受体阻滞剂可以抑制交感神经的兴奋，利于夜间高血压的治疗。有报道认为，塞利洛尔具有良好降低夜间高血压的作用，且安全有效。阿替洛尔比其他降压药（阿米洛利、依那普利、氢氯噻嗪、氯沙坦）更能降低 OSA 患者的 24 小时以及夜间平均血压。然而，新近也有研究显示，β 受体阻滞剂可能增加血压变异性，其对夜间高血压的疗效有待进一步研究和证实；另一个方面，也有认为非选择性 β 受体阻滞剂（如普萘洛尔）能增加气道阻力和呼吸暂停的次数，应避免使用。

③钙通道阻滞剂（CCB）：长效 CCB 有良好谷峰比值及平滑指数，如氨氯地平、拉西地平等，每日口服 1 次可以保持 24 小时降压的效果，在控制夜间高血压也有良好效果。埃尔米达（Hermida）等研究发现，氨氯地平 5mg，每日 1 次，或硝苯地平缓释片 20mg，每日 2 次，均能降低夜间血压，但氨氯地平降低夜间血压有效率为 39.3%，而硝苯地平缓释片可达 71.4%。更有意思的是，硝苯地平控释片夜间给药比清晨给药能够更有效降低睡眠时血压和非勺型血压比例。一项小样本研究显示，伊拉地平夜间给药较清晨给药能够更有效控制非勺型高血压患者的夜间血压。也有研究证实，夜间服用尼群地平使得夜间睡眠血压下降显著。但需要注意的是，荟萃分析显示，CCB对勺型高血压患者血压昼夜节律影响较小。

④利尿药：利尿药能够有效地降低夜间高血压，特别是以非勺型高血压为主的老年性高血压、顽固性高血压患者，加用小剂量的利尿药可以达到较好效果。TROPHY Study Group 进行的一项多中心协作治疗研究中，主要评价利尿药氢氯噻嗪（HCTZ）和 ACEI 制剂赖诺普利降低夜间血压的效果，试验

证明 HCTZ（12.5mg/d、25mg/d 或 50mg/d）或赖诺普利（10mg/d、20mg/d 或 40mg/d）都能有效地降低夜间高血压。同时，利尿药可改变盐敏感性高血压患者的血压昼夜模式。夜间非勺型血压模式可能与白昼尿钠排泄功能障碍有关。白昼钠潴留使血压升高，夜间为维持钠平衡刺激尿钠排泄。保持 24 小时水钠平衡，促进白昼钠排泄可能有助于缓解夜间血压升高。

⑤α受体阻滞剂：α受体阻滞剂对糖代谢紊乱和脂质代谢紊乱的患者有益，因此，夜间高血压合并糖尿病、脂肪代谢紊乱的患者可考虑选用。多沙唑嗪能显著降低夜间高血压，促进血压昼夜节律的恢复。也有报道α受体阻滞剂只降低非勺型、反勺型患者的夜间血压。

（3）非降压药降夜间高血压评价：阿司匹林通过调节内皮功能及 RAAS 昼夜分泌节律，从而降低夜间血压。埃尔米达（Hermida）等研究显示，未治疗的高血压患者睡前服用阿司匹林可以使血压下降 7.2/4.9mmHg，非勺型血压患者夜间血压下降幅度是勺型高血压患者的 2 倍，睡前服用阿司匹林者夜间血压显著下降。

第二节　单纯收缩期高血压

单纯收缩期高血压（isolated systolic hypertension，ISH）是由于大动脉硬化、弹性减退引起，并伴随各种心血管疾病。因此，对 ISH 的患者的处理既要注意降低血压，同时又要纠正合并的其他心血管疾病危险因素，保护心、脑、肾等靶器官，这是高血压科医师必须重视的问题。就治疗学来讲，降血压有其特殊性，因为并存心血管疾病，强调降压要严格达标。但 ISH 降低收缩压（SBP）后又容易引起舒张压（DBP）偏低，其与心血管疾病死亡率之间存在 J 型曲线关系。这样给治疗带来困难，其治疗并不是一个统一的规范就能完全解决问题的，一定强调个体化的原则。

一、定义与流行病学

（一）定义与诊断

单纯收缩期高血压指 SBP≥130mmHg 和 DBP＜80mmHg 者，是老年人高血压的主要类型。必须指出，一些增加心排血量的疾病，如甲状腺功能亢进症、重度贫血、主动脉瓣关闭不全、动脉导管未闭、动静脉瘘、主动脉缺损等所致的 SBP 升高和 DBP 极度降低甚至到"0"，都不包括在内。外周动脉钙化老年人，测量肱动脉血压时需要比硬化的动脉腔内更高的袖带压力方能阻断血流，从而使测得的读数高于动脉内的实际压力，出现"假性 ISH"。出现以下情况应怀疑"假性 ISH"：①血压明显升高而无靶器官损害；②降压治疗后，血压数值无过多下降时产生明显头晕、乏力等低血压症状；③肱动脉处有钙化证据；④肱动脉血压高于下肢动脉血压；⑤重度 ISH。

2022 年《中国高血压防治指南》将年龄大于 65 岁，血压持续升高或 3 次以上非同日坐位血压 SBP≥130mmHg 和（或）DBP≥80mmHg，定义为老年高血压。若 SBP≥130mmHg 和 DBP＜80mmHg，定义为老年单纯收缩期高血压。

老年高血压临床特点：①SBP 增高，脉压（PP=SBP－DBP）增大，PP 与总死亡率和心血管事件显著正相关；②血压波动大，"血压晨峰"现象增多，常合并直立性低血压；③血压昼夜节律异常；④白大衣高血压增多；⑤常与多种心血管疾病危险因素及心血管疾病并存。

（二）流行病学

根据 Framingham 心脏研究设计的调查结果 65 岁及以上男性 ISH 的患病率为 18%，女性为 30%。众多荟萃分析结果显示，各工业化国家人口中 ISH 患病率在 60 岁为 5%，70 岁以上为 20.6%，80 岁以上为 23.6%。美国心脏学会/美国心脏病协会（ACC/AHA）发布《2011 年老年高血压专家共识》指出：ISH 随年龄增长而增加，60 岁以上高血压患者中 ISH 比例大约 65%，70 岁以上比例大约 90%，70 岁以上高血压患者舒张期高血压仅占总人数不到 10%。美国《第三次国家健康和营养调查报告》（NHANES Ⅲ）中数据显示，在 70 岁及以上的老年人中，90%以上未予充分治疗的高血压患者是 ISH，这个数值在 40 岁和 40 岁以下的人群中只占 22%。60 岁以上的人超过 25%属 1 级 ISH（SBP 130～139mmHg 和 DBP 80～89mmHg）。ISH 在老年人中十分常见，占老年高血压 86.6%。ISH 不仅受年龄分布影响，而且受性别和种族因素影响。通常女性高于男性，黑种人高于白种人。

二、病理生理与临床试验

（一）病理生理

DBP 在 20～30 岁就开始升高，50 岁以后明显升高，然后趋向平稳，60 岁以后逐渐下降，但 SBP 升高贯穿一生。小动脉收缩引起的 DBP 升高也会导致 SBP 升高，但 SBP 升高更主要是大动脉弹性丧失，尤其是标志性的主动脉。年轻人的主动脉具有很高的扩张度，所以在心脏收缩期能充分扩张，防止血压过度升高。而随着年龄增长，动脉血管壁逐渐硬化，造成主动脉在收缩期顺应性降低，SBP 急剧增高。动脉弹性主要取决于中膜结构成分及其排列特点。胸主动脉及其主要分支的中膜平滑肌细胞彼此相连并呈螺旋形向心排列。它们散布在具有共同轴心的筛状板层结构或弹力板之间，从而形成众多的弹力收缩单位。健康年轻人群的胸主动脉中膜弹性蛋白含量高于胶原纤维，但随血管树向远端延伸这种比例迅速逆转，延到外周肌性动脉时，胶原纤维含量超过弹性蛋白，造成动脉僵硬度逐渐增加，越到远端，血压越高。弹性蛋白半衰期为 40 年，中心动脉弹性主要取决于这种基质蛋白含量和功能是否正常。人到了 60 岁，主动脉扩张次数超过 20 亿次，累积循环应力将使弹性纤维和弹力板变疲劳，最终造成弹性蛋白断裂和排列紊乱，同时伴有细胞外基质结构改变，包括胶原纤维增生和钙沉积，形成动脉粥样硬化。因此随年龄增加，从主动脉到外周动脉血管树血压升高的"坡度"变得趋平，降主动脉压力慢慢升高与股动脉逐渐接近。任何一个脉搏波的形态都是（前向）压力入射波和（后向）压力反射波相互叠加的结果。入射波和反射波叠加方式多种多样，其增强程度取决于反射波的传导时间和幅度。传导时间与脉搏波传导速度（PWV）相关。年轻人 PWV 较慢，反射波抵达中心动脉时相落在舒张期；大动脉弹性减退、年龄增大、PWV加快，反射波与入射波收缩部分相合并，增强SBP（称为放大指数），而DBP下降，PP增大。反射波幅度则取决于有效反射点阻力失配的数量，如果反射点的僵硬度或阻力明显升高，就会出现较大反射波，使叠加波峰进一步升高。年龄增长以及各种心血管危险因素，如吸烟、血脂异常、血糖升高、高同型半胱氨酸血症等，都能使氧化自由基增加、一氧化氮（NO）灭活增强、氧化应激反应，影响动脉弹性功能和结构。

SBP升高增加左室做功，DBP降低造成心脏舒张期潜在性地损害前向的血流，引起冠状动脉灌注下降。在年轻人群DBP或SBP升高与心血管危险增加直接相关，但在60岁以上人群中，升高的SBP和降低DBP标志着危险增加。因此，老年人PP是一个比单独SBP升高或DBP降低更有力的心血管疾病风险预测因子。

（二）临床试验

过去几十年来，数项大型前瞻性、安慰剂对照ISH降压获益临床试验公布证实，ISH患者可从药物治疗中明显获益，尤其老年ISH患者。

1.最佳高血压治疗（HOT）研究

最佳高血压治疗（HOT）研究证实，严格控制血压，将血压降至130/80mmHg以下可减少主要心血管事件的发生。

2.老年ISH的研究

4736例老年ISH，SBP 160～219mmHg。通过使用利尿药为基础的治疗措施（联用或不联用一种β受体阻滞剂）达到令人满意的降压效果。在2级ISH患者中有效治疗可以降低约1/3的脑卒中、心力衰竭、冠脉事件和死亡率。与安慰剂比较，SBP下降至少5mmHg时发生明显效益。

3.中国老年ISH临床试验

评估应用尼群地平单用或联用卡托普利和氢氯噻嗪对2379例老年ISH的30个月（中位数）随访。治疗组血压降低8/3mmHg，心血管疾病发生和死亡低于对照组，RR=0.61；脑卒中发生率治疗组和对照组分别为5.57%和10.50%（RR=0.53，$P<0.05$）。

4.欧洲 ISH 试验

评价 4695 例 60 岁以上 ISH 患者，基础血压 SBP＞130mmHg 和 DBP＜80mmHg，对比安慰剂与尼群地平降压效果。治疗组可以减少心血管疾病发生。8 项荟萃分析（15 693 名患者随访 4 年），减少 23%冠状动脉事件、30%卒中、18%心血管死亡和 13%的总死亡。

5.澳大利亚血压治疗试验

通过对 29 个试验（纳入 162 341 名平均年龄 65 岁的老人）进行荟萃分析，任何使得血压降低的降压治疗方案均可降低心血管事件的危险，而且 SBP 降得越多，患病危险降得就越多。

6.老年高血压患者降压研究（HYVET）

入选 3 845 例患者，平均年龄为 83.5 岁，基线血压（坐位）平均为140/90mmHg。证实以吲达帕胺缓释片为基础，必要时加用培哚普利的降压方案，在降压的同时显著降低了高龄高血压患者的全因死亡率和卒中死亡率。并显著降低致死性和非致死性心力衰竭，全部心血管事件及不良事件与对照组无明显差别。

三、处理

（一）原则

ISH 患者临床特点如下，既有真性 ISH，又有假性 ISH。降压药既降 SBP 也降 DBP，而且多种疾病一起控制，因此降压难度很大，以至于围绕着 ISH 和（或）老年高血压降压目标值问题长久以来一直在争论之中。这些问题远远不是一个大规模临床试验所能达到的，其实大规模临床试验的作用已经发挥，即严格合理控制老年人 ISH 有明确的保护心、脑、肾的作用。对 ISH 治疗原则如下：应用高质量的降压药物合理严格控制高血压，一定要注意清晨高血压，同时控制血脂异常等心血管疾病危险因素，针对患者已有的心血管疾病要及时发现与处理。

（二）降压目标

2022 年《中国高血压防治指南》要求，老年高血压患者血压降至 130/80mmHg 以下，如能耐受可降至 130/80mmHg 以下。80 岁以上高龄老年人降压目标值为＜140/90mmHg。老年人血压强调 SBP 达标，避免过度降压。在耐受降压前提下，逐步降压达标，应避免过快降压，对于降压耐受性良好患者应积极进行降压治疗。《美国预防、检测、评估与治疗高血压全国联合委员会第七次报告》（JNC7）提出：老年患者血压下降应是逐步的，但是有效的血压控制目标应该类似于年轻患者；最低血压控制目标应低于 130/80mmHg，糖尿病及肾病患者应低于 130/80mmHg；ISH 患者当 SBP 低于 130mmHg，DBP 低于 55mmHg 要提高警惕。

近年众多荟萃分析讨论降压中存在 J 型曲线，认为 DBP 低于 60mmHg 要慎重。又有认为 ISH 患者 PP 增大，治疗前 DBP 常低于 70mmHg，在 ISH 老年人降压不存在 J 型曲线。三项终点试验已证明降低 SBP 减少事件价值，积极降压明显获益。通常认为，DBP 低于 60mmHg，而 SBP 低于 150mmHg，宜观察，可暂不用药物治疗；SBP 150～179mmHg，可谨慎给予小剂量降压药治疗；如 SBP≥180mmHg，则用小剂量降压药治疗。对 ISH 降压治疗一定要结合患者具体情况而定。

（三）非药物治疗

主要指改变生活方式，消除心血管疾病危险因素：如减肥、戒烟、限盐、控制血脂、控制糖尿病及避免精神过度紧张等。

1.限盐

老年高血压患者比年轻患者有更高盐敏感性，易于成功限盐。老年人非药物干预试验（TONE），每天限盐量至 2g，随访 30 个月，可使血压降低 4.3/2mmHg。

2.控制体重

减轻体重是最有效的生活方式干预措施，特别是超重老年高血压患者；体重正常或偏瘦者则注意监控体重，不要有所增加。

3.DASH（防治高血压的饮食途径）饮食

低脂肪食物、富含蔬菜水果和低脂乳制品，摄入超过 8 周能降低正常高值血压或 1 级高血压患者的血压。

4.戒烟

吸烟增加动脉僵硬度、升高主动脉压和血浆 von Willebrand 因子（内皮细胞损伤标志物）。明显增加交感神经张力，减少 NO 生成。因此 ISH 患者要积极戒烟。

5.运动

坚持每周 5 天以上有氧运动，每天连续运动不少于 30 分钟。

（四）药物治疗

1.用药原则

首选钙通道阻滞剂和（或）利尿药作为一线治疗。比预期目标（SBP＜130mmHg）高出 20mmHg 患者或伴糖尿病、慢性肾脏疾病、冠状动脉疾病者应使用 2 种或 2 种以上降压药，因 ISH 患者合并各种心血管危险因素或者是心血管疾病，加用第二种降压药时优先考虑血管紧张素转换酶抑制药或者血管紧张素受体阻滞药；当高血压为 3 级或者为顽固性高血压时加用利尿药。应用固定剂量复方制剂特别有益，并能极大提高患者服药依从性。尽量每天服一次长效制剂（谷峰比＞50%）。

2.降压药

（1）钙通道阻滞剂（CCB）：钙通道阻滞剂为强效的动脉扩张药。ISH 常用二氢吡啶类 CCB，通过阻滞 L 型钙离子通道降低血管阻力；阻滞 T 通道，减慢心率，抑制肾小球出球动脉收缩，减少肾小球囊内压力；阻滞 N 通道抑制交感神经活性。ISH 患者有高血容量、低肾素现象，并有大动脉顺应性降低等特点。存在较高脑卒中风险者，最适使用 CCB 治疗。SHEP、Syst-Eur、SystChina 这 3 项临床试验荟萃证实，二氢吡啶类 CCB 使总死亡率下降 32%，卒中和心肌梗死发生风险率下降 37% 和 25%，获益在于 SBP 下降。CCB 是抗高血压药唯一不受盐摄入量或非固体抗炎药影响药物。ALLHAT 研究中，氨氯地平的卒中保护作用等同于氯噻酮，大于赖诺普利。Syst-Eur 试验中尼群地平比安慰剂 SBP 多降低 10mmHg。硝苯地平能迅速控制 170/100～300/200mmHg 的血压。不良反应是短效制剂与血管扩张有关的头痛、潮红和心悸。长期使用有牙龈增生和药物依赖性水肿，应用控释片则较少发生。随机对照研究显示，氨氯地平、非洛地平是二氢吡啶类 CCB 中具有最好安全性的药物。有报道显示，CCB 可以透过血-脑屏障，与老年痴呆相关大脑区域受体结合，产生特定神经保护作用。贝尼地平具有 L 型、N 型和 T 型三亚型通道阻滞作用，可以舒张血管、降低血压并增加冠脉流量对 ISH 获益更佳。该药具有独特药理作用：阻断 N 通道避免反射性交感神经兴奋；阻断 T 通道逆转左心室肥厚；阻断肾小球出、入球动脉 T 通道，使肾小球内压显著下降。以高度质膜控发挥其平缓、确切、持续的降压作用。拉西地平也是高度质膜控 CCB，有利于 ISH 降压。研究显示，CCB 除降压外，有延缓动脉粥样硬化进程作用。因此，国内外指南一致推荐 CCB 作为老年 ISH 患者首选降压药物。

（2）利尿药：降压机制起初是增加尿钠排泄，减少血容量和细胞外液量，降低心排血量降低血压。6～8 周后由于小动脉平滑肌细胞内低钠，通过 Na^+、Ca^{2+} 交换机制使细胞内钙含量减少，小动脉平滑肌舒张，外周血管阻力降低使血压下降。利尿药疗效与年龄呈正相关，年龄越大，疗效愈好。老年人对盐更敏感，利尿药可排出水和盐。另一方面老年人肾素-血管紧张素-醛固酮系统（RAAS）反应不如年轻人强烈，利尿药对低肾素型高血压效果较好，《欧洲高血压处理指南》推荐作为 ISH 降压首选。SHEP 试验的回顾性研究发现，在一年随诊时，使用氯噻酮受试者有 7%发生低钾血症（血清钾＜3.5mmol/L）。低钾血症患者事件发生率与安慰剂近似，而血清钾高于 3.5mmol/L 者，心血管事件显著偏低。使用利尿药降压治疗产生血糖、血脂代谢紊乱都与低钾有关。因此，必须注意补充钾盐，保持血清钾维持在 3.5mmol/L 以上。联用血管紧张素转换酶抑制药或血管紧张素受体阻滞药能较好防止低钾。利尿药通常与其他降压药联用才能确保 SBP 降压达标。最佳适应证为 ISH 合并心力衰竭、水肿患者及卒中后预防再发者。吲达帕胺为噻嗪类利尿药，具有独特的亲脂性微粒结构，更易于血管壁结合。其调节血管平滑肌细胞的钙内流，刺激前列腺素 PGE_2 和加快前列腺素 PG_2 合成，降低血管对血管加压胺的敏感性，抑制血管收缩、增强降压效果。吲达帕胺缓释片 1.5mg/d，经 PROGRESS 及

PATS 试验证实，对糖、脂代谢及尿酸排泄，低钾影响较少，安全性好。噻嗪类利尿药氢氯噻嗪片 6.25～12.5mg/d，价格低廉，也是很好选择。利尿药应用要遵循小剂量、长效制剂，联合治疗，关注禁忌证、不良反应的原则。

（3）血管紧张素转换酶抑制药（ACEI）：减少血管紧张素Ⅱ（AngⅡ）生成，降低交感神经系统活性，增加缓激肽水平。能使全身小动脉舒张，降低血压。ACEI 能逆转高血压造成的心肌肥大与血管壁重构。并导致肾小球出球小动脉舒张，降低肾小球压保护肾功能。血压对 ACEI 反应与其他降压药有可比性。1 级和 2 级高血压反应率为 40%～70%，老年人对 ACEI 反应性好。福辛普利、培哚普利等大多数 ACEI 谷峰比值高，能每日一次给药依从性好，无直立性低血压及反射性心率加快的不良反应，适合老年 ISH 患者。"第二次澳大利亚国家血压研究"（ANBP2），报道，ACEI 治疗老年高血压患者（65～84 岁）6 083 例受试者血压平均降低 26/12mmHg，与基线比较 RR 为 0.89，有统计学意义。ACEI 尤其对高血压糖尿病者能改善血管顺应性，故对糖尿病 ISH 降压效果极佳。刺激性干咳为常见不良反应，与缓激肽分泌过多有关，停药后可消失。双侧肾动脉狭窄、孤立肾并肾动脉狭窄、严重肾功能不全、高钾者禁用。

（4）血管紧张素受体阻滞药（ARB）：作用于 RAAS 最重要的活性介质－血管紧张素Ⅱ受体水平。比 ACEI 更充分、更直接、更具体选择性地阻断 RAS，且无干咳的不良反应。VALUE 研究，15 245 例年龄大于 50 岁入选者血压基线水平为 155/87mmHg，多为老年 ISH。比较缬沙坦与氨氯地平降压疗效及对靶器官保护作用，结果令人信服。证据表明，抗高血压药改善患者预后主导作用是控制高血压根本目的。缬沙坦组新发心房颤动及持续心房颤动降低分别为 16% 和 32%，新发糖尿病也显著降低（$P<0.0001$）。ARB 有较好谷峰比及平滑指数，替米沙坦谷峰比值可达 95% 以上，降压治疗达标高，有利 ISH 降压。

（5）β受体阻滞剂：JNC7 重申从 JNC3 至 JNC6 推荐的β受体阻滞剂仍作为高血压治疗一线药物。降压机制主要降低心率和心排血量，抑制肾素释放，降低周围血管阻力、血管紧张度，改善血管顺应性等。其单用或联用可以降低收缩舒张性高血压和 ISH。AS-COT 研究的 CAFE 亚组研究证实，阿替洛尔对中心血流动力学无明显影响，劣于 CCB，故不宜用于老年 ISH。然而，老年 ISH 患者，血管顺应性下降导致中心动脉 SBP 升高，脉压增大，引起左心室肥厚。因此，使用高选择性β1受体阻滞剂比索洛尔明显改善血管顺应性，减少左室质量，降低室壁张力，逆转左心室肥厚。同时还能增加 20%冠脉血流储备。MRC（医学研究委员会）研究，老年高血压患者应用利尿药或 CCB 为一线治疗、β受体阻滞剂为二线治疗。利尿药和 CCB 增加了交感活性，改善血管活性和中心血流动力学。这就提供了一个适用于β受体阻滞剂血流动力学状态，减少冠脉及卒中事件。ALLHAT 研究，经 5 年随访氯噻酮（二线主要是β受体阻滞剂）与氨氯地平和赖诺普利为基础治疗相比，显示出氯噻酮更有优势。另外，在老年高血压患者联用利尿药、β受体阻滞剂治疗中有一个意外发现，此项联合减少了 30%骨折风险。因此，建议老年 ISH，心率偏快者使用复方制剂：比索洛尔 2.5～10mg/d 加氢氯噻嗪 6.25mg/d。

（6）α受体阻滞剂：α受体阻滞剂通过阻断突触后去甲肾上腺素血管收缩效应而降低血压，对 ISH 也有较好疗效。尤其可增加高密度脂蛋白胆固醇水平，对糖代谢无影响。由于有直立性低血压发生，不宜用于老年患者。通常在老年高血压合并前列腺肥大男性患者中使用。

3.改善大动脉顺应性药物

改善大动脉顺应性就能降低 SBP，升高 DBP，降低 PP。利尿药、CCB 和高选择性β受体阻滞剂具有改善大动脉顺应性作用。以下药物更有效。

（1）硝酸酯类药物：对肌性大动脉有强大扩张作用，尤其冠状动脉和脑循环。并提高主动脉顺应性，使主动脉内 SBP 降低，对肱动脉血压无明显改善。但降低主动脉压是降压治疗关键，硝酸酯类药必然能进入 ISH 治疗领域。药物作用机制为释放 NO，刺激平滑肌细胞形成 cGMP（环磷酸鸟苷）而扩张血管。由于硝酸酯类药降低压力波反射和中心动脉压，与 ARB、CCB、利尿药或β受体阻滞剂等联用治疗 ISH 特别有效。长期用药易产生耐药性，使血管平滑肌松弛渐进性变差，临床疗效降低。对抗耐药性机制是采用"药物放假"方案，代替每 8 小时给药一次方案。用"偏心"剂量减少一次给药，使血管平滑肌细胞再敏感化。在志愿受试者中进行研究显示，硝酸酯类药物降低 SBP 作用强于降低 DBP，无论诊室血压、动态血压均得到同样结果。"偏心"剂量药物：如单硝酸异山梨酯控释片 60mg，上午 8 时给药。时相性释放型硝酸甘油贴膏 15mg，每天一次（头 12 小时大部分释放）。

（2）醛固酮抑制药：醛固酮抑制药是有效的抗高血压药，在临床应用几十年。放在本章此处讨论目的在于对该药的重新认识。除对大多数低肾素型高血压、老年、糖尿病及代谢综合征患者有效外，醛固酮抑制药减轻受损心脏的心肌纤维化，减轻主动脉纤维化，改善大动脉顺应性和内皮功能。近年研究发现，血浆醛固酮水平与动脉僵硬度存在明显相关性，使血管平滑肌细胞钠内流增加，促进血管平滑肌细胞肥大，加速血管腔狭窄。醛固酮抑制药降低心脏血管胶原代谢III型胶原 N-端肽活性，改善动脉重构。噻嗪类利尿药是通过降低细胞外血容量降低血压，但是增加了醛固酮水平，长期服用表现出"醛固酮逃逸"现象。使用 ACEI 或 ARB 降压也有这种现象。联用醛固酮抑制药达到抑制这一改变，有利于降低血压。常用量：螺内酯 25mg/d。大剂量易出现男性乳腺发育，女性月经紊乱。选择性醛固酮抑制药依普利酮（EP）25mg/d，不良反应减少，且极大改善患者依从性。有研究比较 EP 和氨氯地平对老人 ISH 疗效，发现两组降 SBP 无差异，但氨氯地平降 DBP。用 EP 治疗 ISH 只降 SBP，少降 DBP，达到减少 PP 目的。醛固酮抑制药长期用药要严密监测血钾。

（3）叶酸片：同型巯乙胺酸（homocysteine，Hcy）是甲硫氨酸代谢中形成的含硫氨基酸，已把 Hcy 升高（$\geq 10 \mu mol/L$）定为心血管疾病危险因素。Hcy 升高产生氧化应激而对内皮细胞产生毒性作用，增加低密度脂蛋白的氧化及减少 NO 生物利用度，与主动脉僵硬度呈正相关。Hcy 的内皮功能失调可作为新的危险因素，损伤内皮细胞、促进氧化应激、激活内质网应激、促发炎症免疫反应及影响凝血系统。实验证明，硫化氢（H_2S）可以通过清除自由基拮抗 Hcy，而 Hcy 升高抑制内源 H_2S 生成，转换酶增加，从而升高血压。伴 Hcy 升高的原发性高血压称为"H 型高血压"。年龄越大，Hcy 越高。老年高血压 Hcy 明显升高，加重主动脉僵硬度。研究证实，大动脉弹性减退 35%，SBP 升高 25%，DBP 下降 12%，导致 PP 增大，突显 ISH。叶酸、维生素 B_{12} 与 B_6 摄入量是血浆 Hcy 水平的决定因素，其中叶酸发挥了最重要的作用。荟萃分析：国外食品中添加叶酸全民获益，每天特定补充叶酸 0.8mg 与降压药同时服用，"H型高血压"者获益。叶酸升高H_2S，降低Hcy。联用ACEI降压并降低Hcy，可以预防脑卒中。"依叶片"——依那普利/叶酸片（10mg/0.8mg）已广泛用于"H型高血压"治疗。

（4）他汀类药物：他汀类的降压效果在高血压患者中得到证实。对1期高血压SBP可降5～10mmHg。有报道普伐他汀和辛伐他汀能逆转高胆固醇血症受试者内皮功能障碍和血管顺应性。他汀能降低血管自由基释放，减少血管平滑肌细胞迁移和增生，有直接抗炎作用。研究证实服他汀类药物后，PP由（69±10）mmHg降至（65±10）mmHg，升主动脉内径（11.0±0.8）mm增加至（16.0±0.8）mm。因此，ISH者无论基线血脂情况如何，服降压药同时服他汀类药物能改善大小动脉弹性，缩小PP。长期服用他汀类药物应注意肝酶升高及肌肉疼痛等不良反应。